全圖解

新しいタンパク質の教科書
健康な心と体をつくる栄養の基本

增肌減脂X穩定內分泌
蛋白質
飲食全攻略

上西一弘 監修
許郁文 譯

預防肌少症，對抗衰老、焦慮
照護全家身心的必備指南

Introduction 前言

蛋白質是塑造「生命」的營養素

說到「蛋白質」，你會想到什麼呢？大部分的人應該會立刻想到「是製造肌肉的原料」吧！

不過，蛋白質其實還有很多張面孔，比方說在美容業界常聽到的「膠原蛋白」，在健康檢查看到的「γ－GTP」、「血紅蛋白」以及大部分的「酵素」、「荷爾蒙」都是蛋白質，大家聽到這邊，應該會嚇一跳才對。

蛋白質除了是肌肉與身體各部分的原料之外，更與全身上下大部分的功能有關，是維持生命所需的營養素。所以「運動」、「健身」、「看護」、「醫療」，甚至是「心理健康」這些領域，都應該重新評估蛋白質的重要性。

本書將從不同的角度介紹蛋白質。Chapter 1將介紹一些基礎知識，例如體內的蛋白質如何製造，以及蛋白質到底是什麼樣的物質；而本書主要章節的Chapter 2則會說明蛋白質在人體扮演的角色；接著會在Chapter 3介紹體內蛋白質的性質與功能；Chapter 4則會依照需求介紹能大量攝取蛋白質的食譜，幫助大家透過料理達成「美肌」、「增肌」、「心理健康」這些目的。最後還會列出各種食材、料理與食品的蛋白質含量。

如果本書能幫助大家了解蛋白質的重要性，體會生命的神祕，豐富大家的生活，那正是筆者無上的榮幸。

女子營養大學　上西一弘

Chapter 2

人體與蛋白質

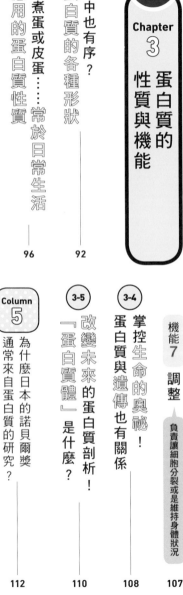

Chapter 3 蛋白質的性質與機能

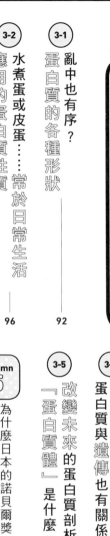

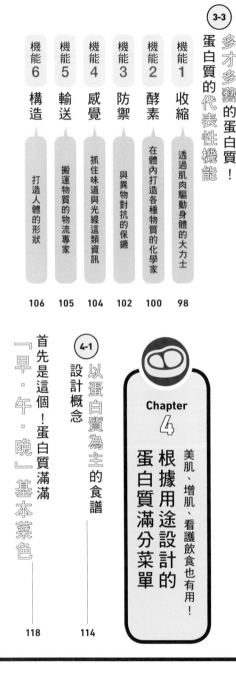

Chapter 4 根據用途設計的蛋白質滿分菜單 美肌、增肌、看護飲食也有用！

與戰後沒多久的攝取量幾乎相同！

現代的蛋白質攝取量與1950年代相當

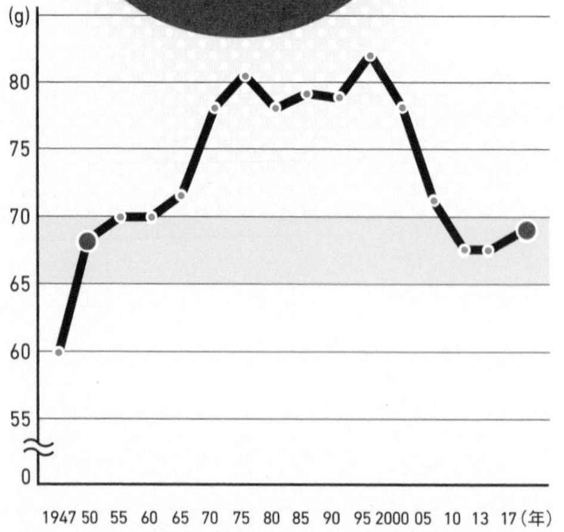

1947～1993年：國民營養現狀；1994～2002年：國民營養調查；2003年之後：國民健康、營養調查（根據厚生省／厚生勞動省的資料繪製）

日本人每日
平均蛋白質攝取量趨勢（總量）

應該有不少人覺得營養失衡與自己沒有關係。

但日本厚生勞動省的調查指出，現代的日本人平均每日蛋白質攝取量與1950年代，也就是第二次世界大戰後的水準相當。如果以攝取量最高的1995年為基準，2017年約下降至85%左右。由於這是平均數值，所以大家可能會覺得，過量攝取的人應該不少，但攝取不足的人持續增加也是不爭的事實。一般認為，會出現這個現象的原因在於有

現代人攝取蛋白質的量正在減少

就算是牛丼，
蛋白質含量也不到
每日理想蛋白質
攝取量的1/3※1

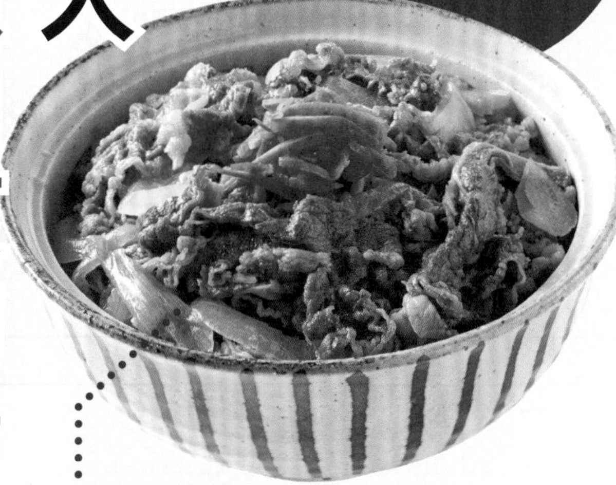

牛丼（中碗）
蛋白質含量
約18g※2

有些人採取了偏激的減重方式，有些人為了避免中年人常有的代謝症候群，而不吃那些看似會害自己變胖的肉類。此外，大部分的人都認為牛丼的蛋白質含量非常豐富，但其實牛丼的蛋白質含量才18g，不到標準體型的男性每日理想蛋白質攝取量的1／3，攝取的蛋白質遠比想像中來得少。「卡路里攝取充足，但是蛋白質的攝取量不足」也算是營養失調的一種，而有這個問題的人其實比想像中來得多。

建議大家計算一下自己每日蛋白質攝取量，一定會發現自己的蛋白質攝取量比想像中來得少。

※1 以體重60kg的成年男性為例
※2 以某家連鎖牛丼店的牛丼為例

不只是肌肉的原料！

蛋白質也與心理健康有關

蛋白質＝肌肉的原料，蛋白質常給人這種印象，但其實將蛋白質形容成「維持生命所需的營養」也不為過，因為人體絕大多數的機能都與蛋白質有關。

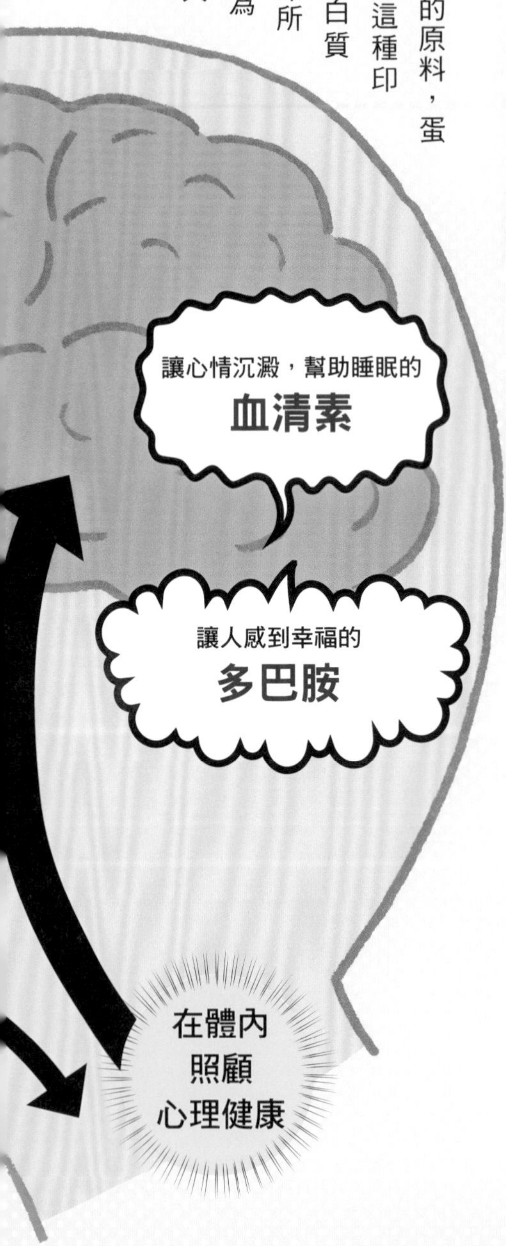
讓心情沉澱，幫助睡眠的
血清素
讓人感到幸福的
多巴胺
在體內
照顧
心理健康

其中最令人感到意外的，莫過於蛋白質與左右情緒的腦內物質之間的關係。比方說，應該有不少人聽過讓心情沉澱的血清素；掌管喜悅、快樂這類情緒的多巴胺；控制恐懼、驚訝、興奮的副腎上腺素或是其他的腦內物質，但其實這些物質的主要材料就是透過食物攝取的蛋白質。所以蛋白質的攝取量若是不足，不僅肌肉量會減少，心理健康也會受到影響。近來的研究指出，「憂鬱症」這類精神疾病有可能就是這類腦內物質不足所導致。蛋白質除了能增加肌肉，也能照顧心理的健康。

掌握情緒、記憶與睡眠的蛋白質

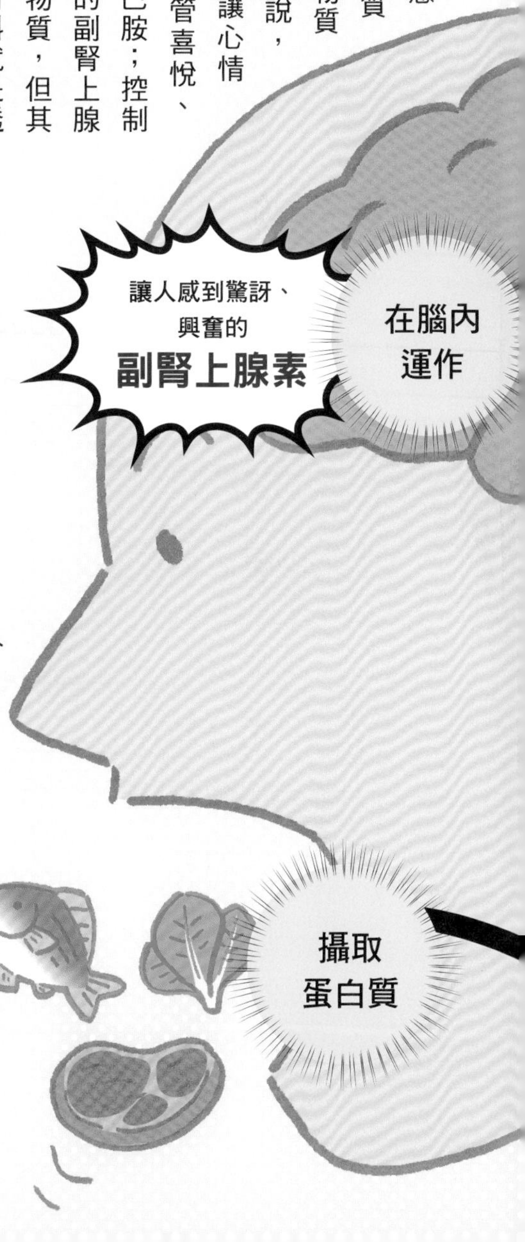
讓人感到驚訝、
興奮的
副腎上腺素
在腦內
運作
莫名覺得情緒
很冷靜耶！
攝取
蛋白質

醫療、看護……
領域問題的關鍵字

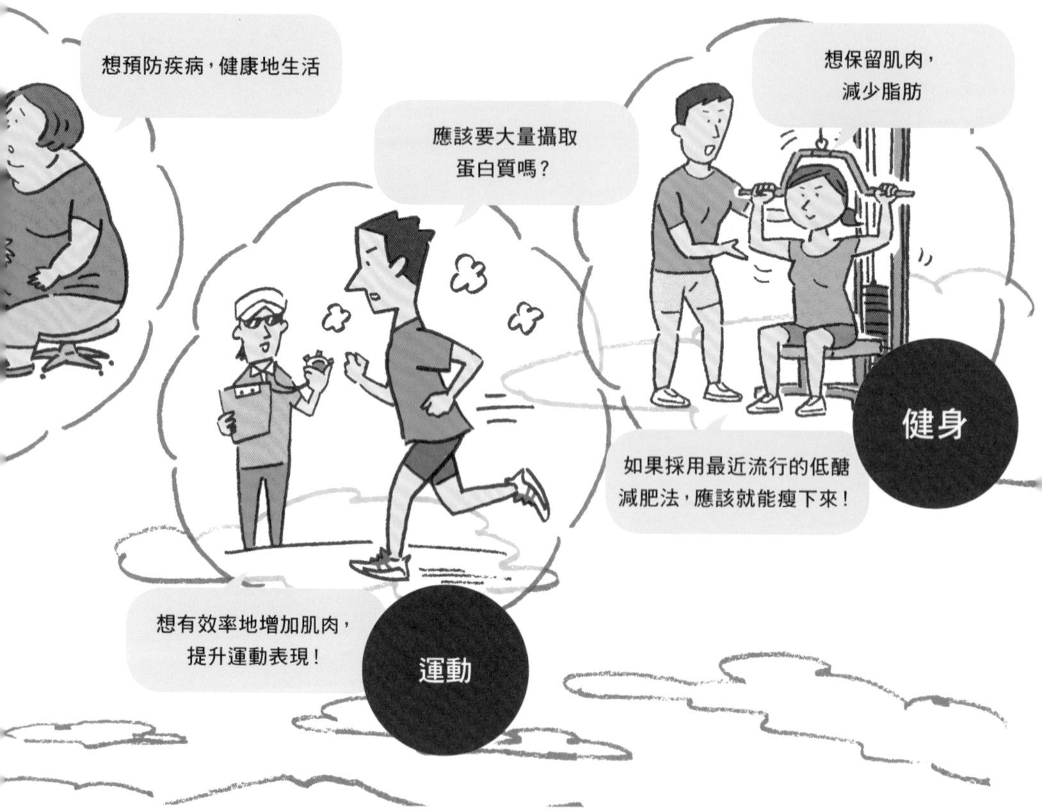
想預防疾病，健康地生活
應該要大量攝取蛋白質嗎？
想保留肌肉，減少脂肪
健身
如果採用最近流行的低醣減肥法，應該就能瘦下來！
想有效率地增加肌肉，提升運動表現！
運動

許多人認為對身體的影響遠高於其他營養素的蛋白質，能在不同領域解決許多與身體有關的問題，是一種功能非常多的物質。

在運動領域，有許多研究認為蛋白質是養大肌肉所需的營養素，若想兼具美麗與健康又想瘦下來，就必須攝取蛋白質，才能避免肌肉減少和維持代謝的速度，而且蛋白質也是肌膚與頭髮的原料，可見蛋白質有多麼重要。

一如P10～11所介紹的，蛋白質也與心理健

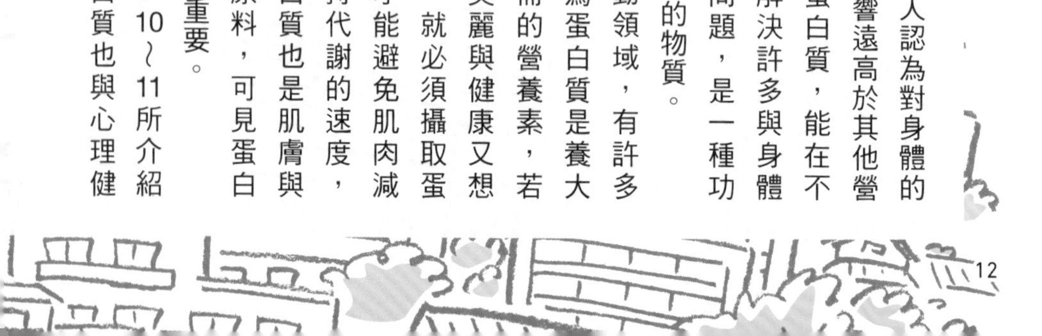

運動、健身、
蛋白質是能解決這些

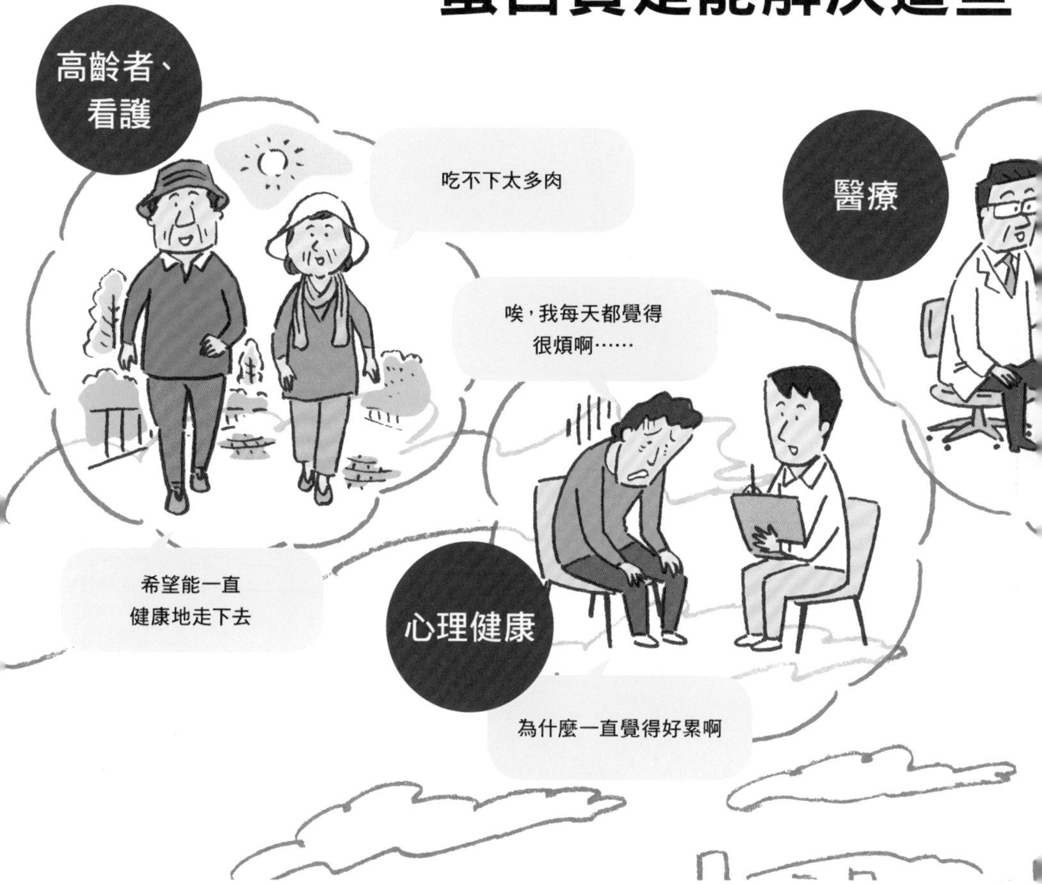
高齡者、看護
吃不下太多肉
希望能一直健康地走下去
醫療
唉，我每天都覺得很煩啊……
心理健康
為什麼一直覺得好累啊

康有關，所以在醫療或看護這類領域也顯得相當重要。

以醫療領域為例，由於蛋白質與身體絕大多數的機能有關，一旦攝取不足，就會出現慢性疲勞、手腳冰冷以及各種身體不適的症狀。那些莫名的不適症狀，有時是因為蛋白質攝取不足所引起。

在看護方面，年長者若是肌肉量不足，就很容易跌倒或是臥病在床，所以要想讓身體充滿活力，就必須重視蛋白質的攝取。

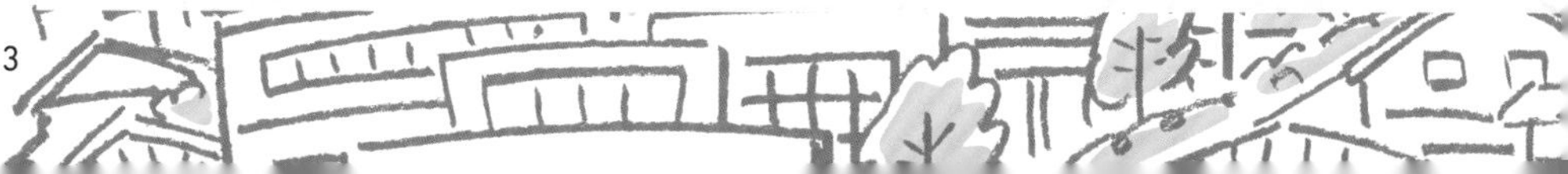

解決各種「現場」的問題！

蛋白質最前線

現場1

健身

每日蛋白質理想攝取量 ＝1.0g／體重1kg

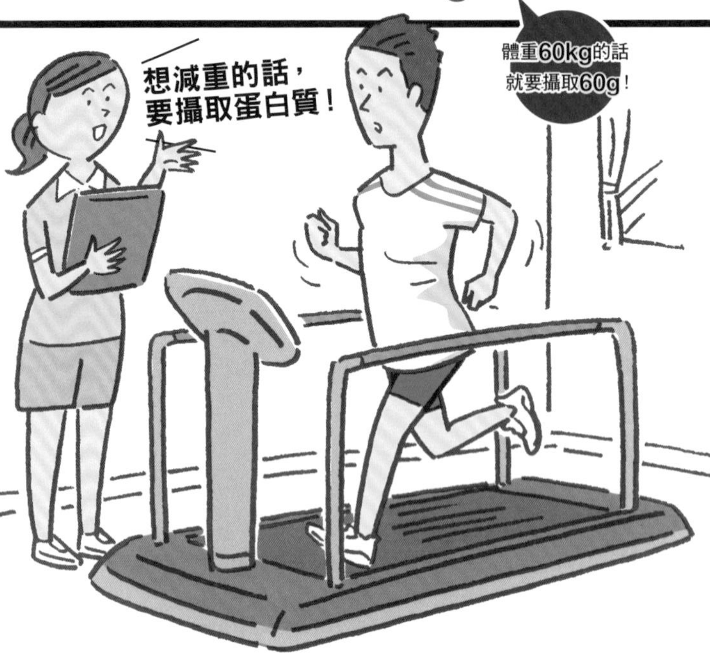

想減重的話，要攝取蛋白質！
體重60kg的話就要攝取60g！

許多人覺得蛋白質「是讓肌肉變大的營養素」，但其實要維持肌肉，打造苗條的身體曲線，就少不了攝取蛋白質。

此外，或許有些正在減肥的人會以為吃肉容易胖，但其實吃瘦肉不太會胖（詳情請參考P54），會讓人變胖的是醣質與脂質，所以在減重的時候，應該減少醣質與脂質的攝取，並且適度地攝取對身體影響較為明顯的蛋白質。

Topic 1

Q 我沒有想要長肌肉，所以不需要服用高蛋白粉吧？

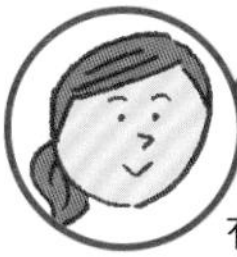

A 不對，高蛋白粉對於蛋白質攝取不足的人很有幫助。

有些人以為「高蛋白粉只有渾身肌肉的人」才需要，但其實在減肥的時候，可利用高蛋白粉補充不足的蛋白質，避免肌肉流失。

Topic 2

Q 哪些食物的蛋白質含量比較高呢？

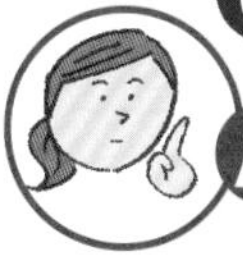

A 肉、魚、雞蛋、乳製品、黃豆都是蛋白質含量較高的食物。白飯與小麥也含有少量蛋白質。

除了肉、魚與雞蛋，乳製品以及豆腐、納豆這類黃豆製品也含有豐富的蛋白質，就連碳水化合物也含有微量的蛋白質。

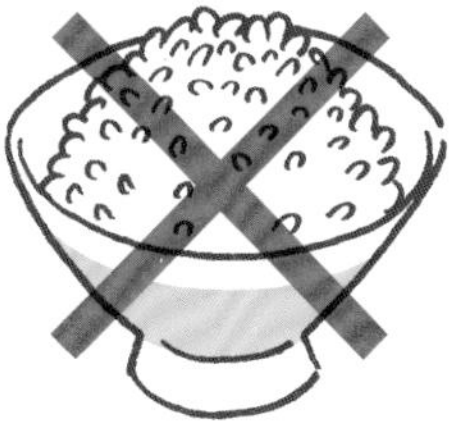

Topic 3

Q 只要停止攝取醣質就能立刻瘦下來嗎？

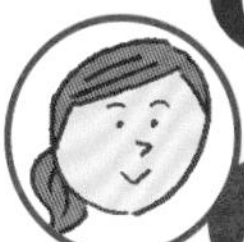

A 停止攝取醣質雖然會瘦，但一下子就會復胖。

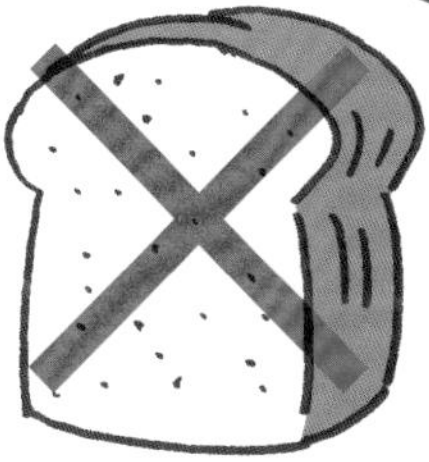

停止攝取醣質會導致熱量攝取不足，身體就會分解肌肉來獲取足夠的熱量。一旦肌肉流失，代謝就會變差，也就會變成很難瘦下來，又很容易復胖的體質。

現場2

運動（增肌）

每日蛋白質理想攝取量

＝2.0g／體重1kg

體重60kg的話
就要攝取120g！

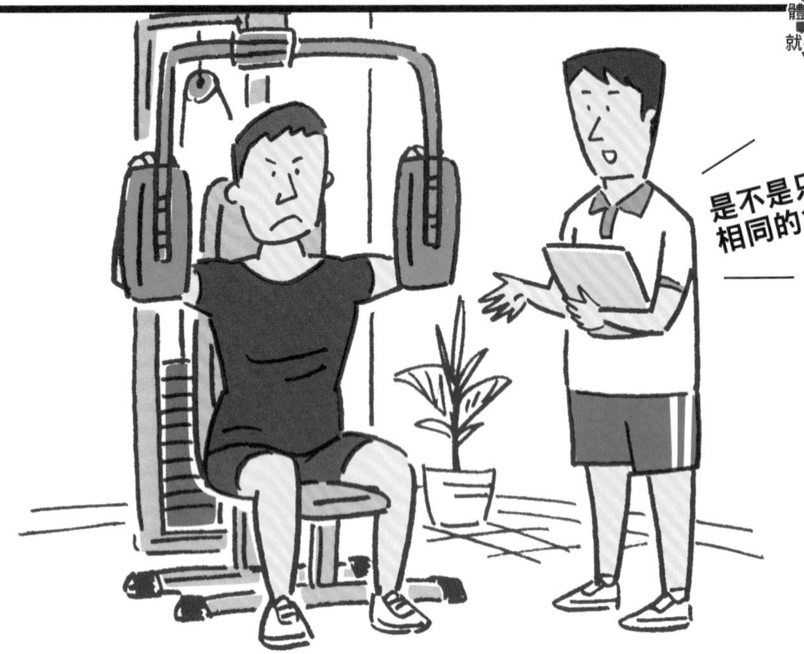

聽起來雖然有點像是在開玩笑，但很多想讓肌肉變大的人都以為「肉量＝蛋白質的量」。其實100g的肉大概只有20g的蛋白質，而且油脂含量越高的肉，蛋白質的含量越低。許多人以為「吃肉就補充了足夠的蛋白質」，但其實攝取量卻比想像中來得不足。

此外，有不少人似乎每天只吃「雞柳」、「鯖魚罐頭」、「雞胸肉」這類最近蔚為話題的食材，一如「雞柳」含有維生素B群，許多食品都含有蛋白質以外的營養素，所以若只吃相同的東西，有可能會造成營養失調，反而不利肌肉變大。最理想的方式就是每餐吃不同的食材，從這些食材攝取蛋白質。

※各種食材的蛋白質含量請參考P147之後的資料

Topic 1

Q 除了蛋白質之外，要讓肌肉變大還需要哪些重要的營養素？

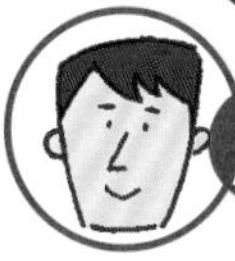

A 均衡攝取是最重要的一環，但硬要說哪些營養素比較重要的話，就是鰹魚這類食材富含的維生素B6。

均衡攝取蛋白質以及其他營養素是非常重要的事情，其中最為重要的是促進蛋白質合成的維生素B6。鰹魚、鮪魚、雞柳都含有維生素B6，詳情請參考P53的說明。

Topic 2

Q 聽說有些職業運動員只吃雞柳，我是不是也該戒掉醣質啊？

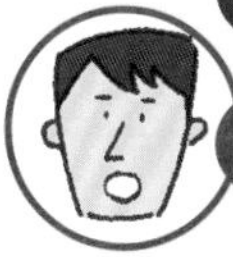

A 一般人不該模仿職業運動員的飲食，要想長肌肉，醣質也很重要。

在沒有營養師的協助下，一般人不該模仿職業運動員的飲食生活。要想有效率地長肌肉，就必須攝取醣質。詳情將在P44說明。

Topic 3

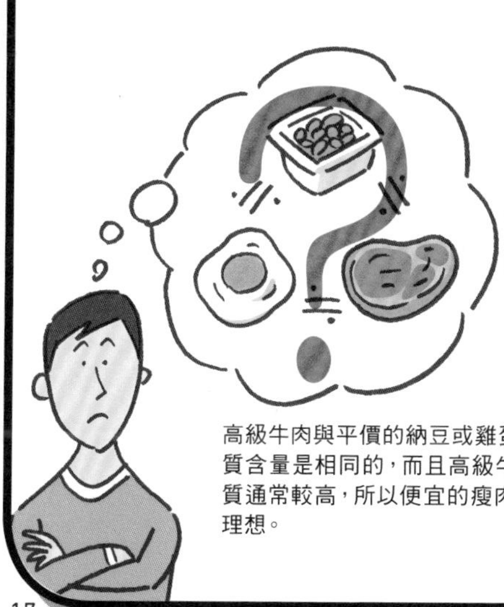

Q 高級食材的蛋白質含量比較高？

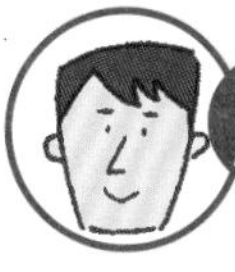

A 從攝取蛋白質的角度來看，基本上與價格沒什麼關係！

高級牛肉與平價的納豆或雞蛋的蛋白質含量是相同的，而且高級牛肉的脂質通常較高，所以便宜的瘦肉還比較理想。

現場3

運動（長跑跑者）

每日蛋白質理想攝取量

＝1.0～2.0g／體重1kg

依照練習量調整

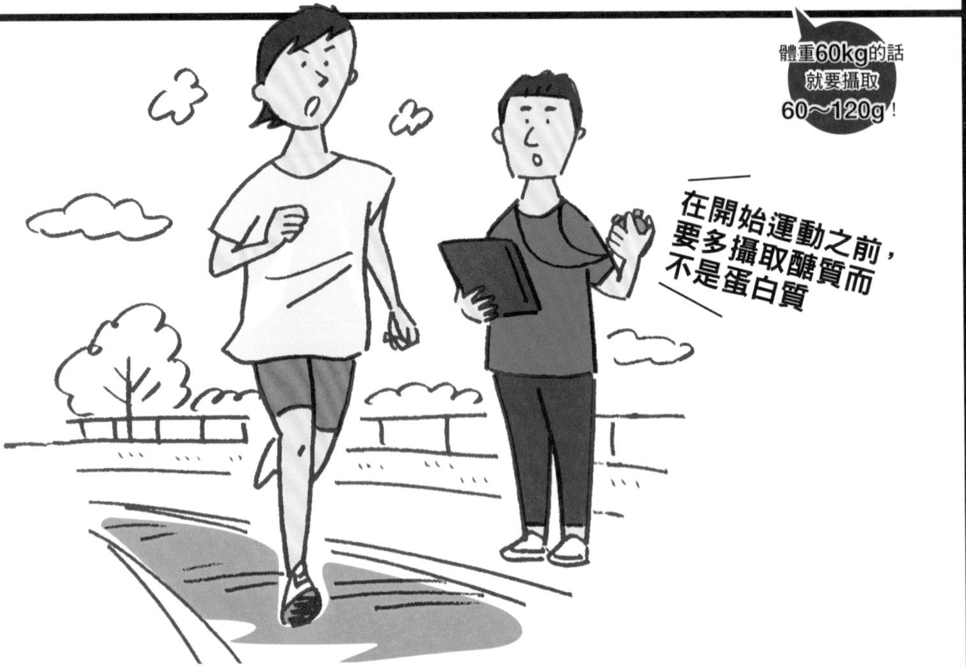
體重60kg的話
就要攝取
60～120g！
在開始運動之前，
要多攝取醣質而
不是蛋白質

對於長跑跑者來說，體重較輕較為有利，所以比起那些想要讓肌肉變大的運動員，長跑跑者更需要精準地控制蛋白質的「攝取量」與「品質」。

在「攝取量」方面，長跑跑者不能攝取太多蛋白質，必須配合每天的練習量調整攝取量。如果總是比照練習量較多的日子攝取蛋白質，體重反而會增加，所以遇到練習量較少的日子時，最好壓低蛋白質的攝取量。

在蛋白質的「品質」方面，長跑跑者盡可能吃不含脂肪的瘦肉，以及其他脂質含量較低的食材。此外，為了增強耐力，還必須多攝取含有鐵質的食材，因為鐵質是負責搬運氧氣的血紅蛋白的原料，建議多攝取牛肉或是肝臟這類食材。

Topic 1

Q 在跑步比賽開始之前，該如何調整飲食呢？

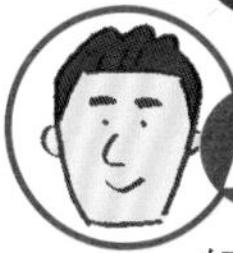

A 從3天前減少蛋白質的攝取量與增加醣質的攝取量！

如果是20km以上的長跑比賽，最好在3天前減少練習量以及減少蛋白質的攝取量，而且還要增加醣質的攝取量，讓身體貯備更多的能量。

Topic 2

Q 跑步比賽結束後，應該吃什麼食物？

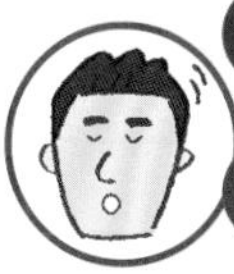

A 對身體來說，比賽是一種高強度的練習，所以還是要攝取足夠的蛋白質。

有些人會喝啤酒慶祝比賽結束，但其實應該大量攝取蛋白質來修補受損的肌肉。

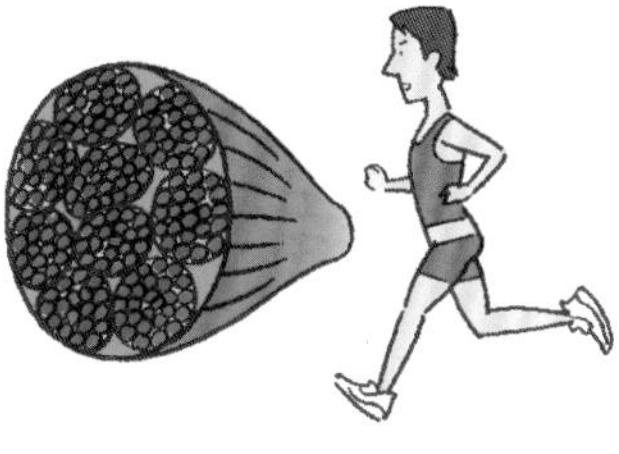

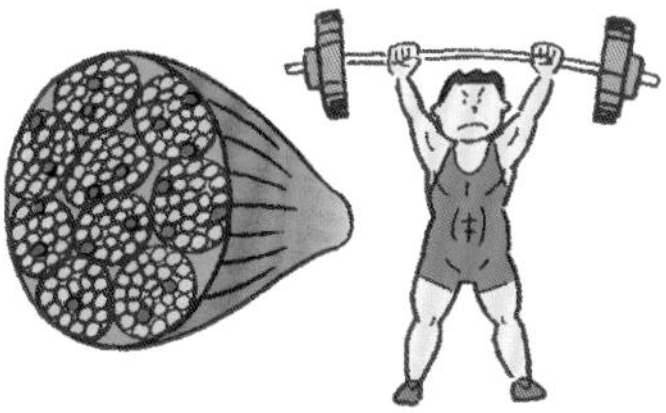

紅肌屬於較有耐力的肌肉，白肌屬於爆發性的肌肉，但兩者的差異與訓練有關，與吃的東西無關。長跑跑者需要的紅肌可透過高強度的有氧運動鍛練。

Topic 3

Q 聽說肌肉分成「紅肌」與「白肌」，不同的肌肉需要不同的蛋白質嗎？

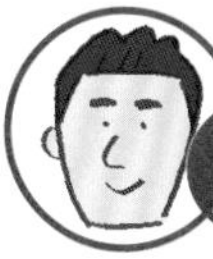

A 基本上蛋白質沒有不同，只有不同的訓練會用到不同的肌肉。

現場4

醫療

每日蛋白質理想攝取量

＝依照身體狀況而定

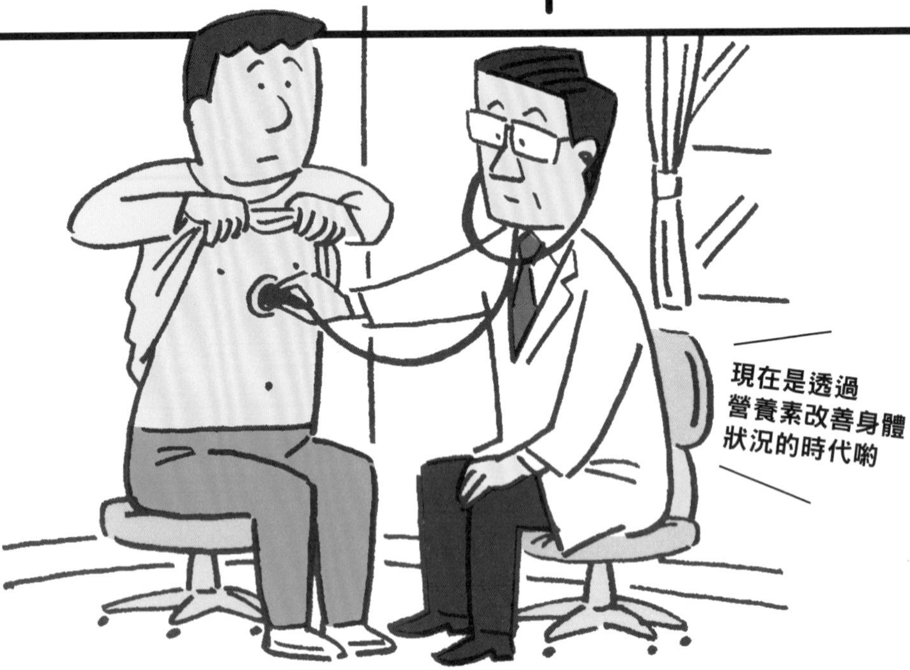

蛋白質與水一樣，都是無法在身體儲存的營養素，而且與體內的各種機能息息相關（詳情請參考P42）。如果每天的攝取量不足，就會出現各種身體不適的症狀。或許大家不知道，蛋白質與抵擋細菌入侵人體的免疫機能也有關係，如果覺得自己「很常感冒」，有可能就是因為蛋白質攝取不足。

要讓蛋白質在體內充分發揮效果，就需要攝取鋅、鐵與維生素B群。比方說，人體在製造「酵素」（詳情請參考P100）的時候，就會用到「鋅」。在攝取蛋白質的時候，請記得一併攝取這些營養素。

監修 齋藤糧三

醫師、美國機能性醫學會核可醫師、日本機能性醫學研究所所長。擅長指導營養療法與生酮飲食減重法。

Topic 1

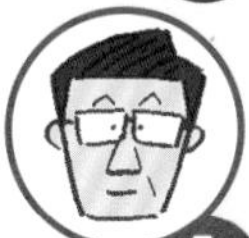

Q 限制醣質攝取之後，感冒很不容易好，肚子也凸了出來，這究竟是怎麼一回事呢？

A 很有可能是因為蛋白質攝取不足！限制醣質攝取時，要記得攝取蛋白質。

蛋白質攝取不足，有可能造成免疫機能低落，肌肉也會流失，所以肚子才會凸出來。在限制醣質攝取量的時候，記得要攝取蛋白質。

Topic 2

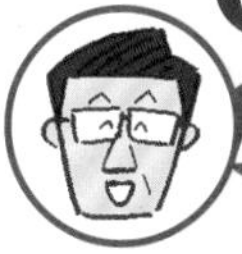

Q 要利用營養素改造體質，需要花多少時間呢？

A 其實效果是立竿見影喲。順利的話，有些人隔天就會有明顯改變！

要利用營養改善體質，可多補充營養素。大部分的人在1週～1個月之內就能感受到體質改善。

Topic 3

Q 要怎麼知道自己蛋白質攝取不足？

A 掌心偏黃的人要特別注意！有可能是因為蛋白質攝取不足才導致色素沉澱。

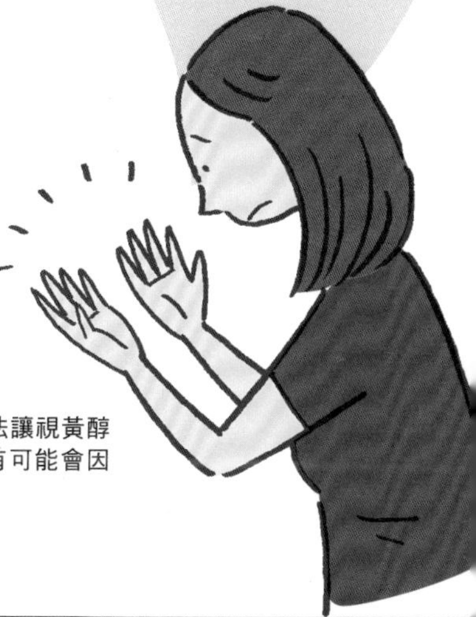

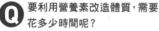

蛋白質攝取不足的人無法讓視黃醇在體內流動，所以色素有可能會因此沉澱。

Topic 4

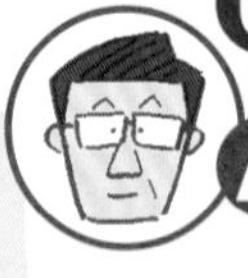

Q 請告訴我該怎麼攝取蛋白質才能維持健康。

A 以體重60kg的男性為例，最好早、中、晚三餐分別攝取20g的蛋白質，也不要忘記攝取膳食纖維。

要有效率地攝取蛋白質，建議每餐攝取20g的蛋白質。蛋白質含量較高的食物通常沒什麼膳食纖維，所以也要記得多攝取膳食纖維。

Topic 5

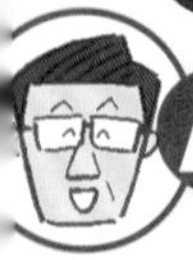

Q 我的腎臟不好，所以不該攝取太多蛋白質嗎？

A 目前醫界正如火如荼地討論腎臟功能障礙與蛋白質之間的關係！

如果是重度腎臟病的患者，通常會被限制攝取過多的蛋白質，但也有研究學者提出，輕度腎臟病患者不須限制蛋白質的攝取量，目前醫界正在討論這個部分。

※目前還沒有明確的結論，所以腎臟有問題的人，請聽從醫師的指示

Topic 6

Q 為什麼明明減少醣質的攝取，也攝取了足夠的蛋白質，卻還是一直變胖呢？

A 這不是變胖，而是變得更有肌肉！這對減重來說，是非常棒的起步。

如果長期攝取蛋白質，肌肉應該會增加，之後也不容易變胖，這對於減重來說，是非常棒的開頭。

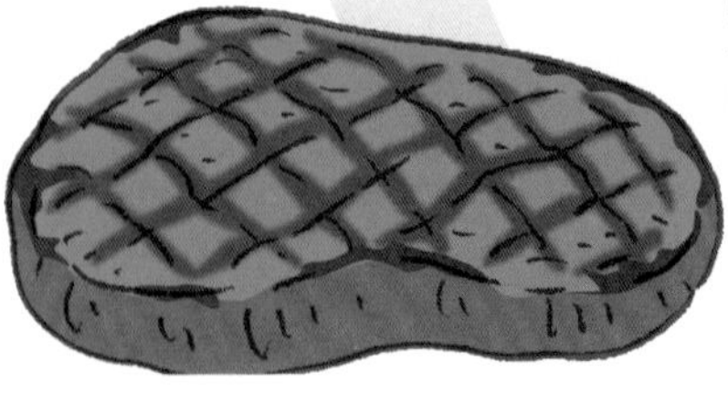

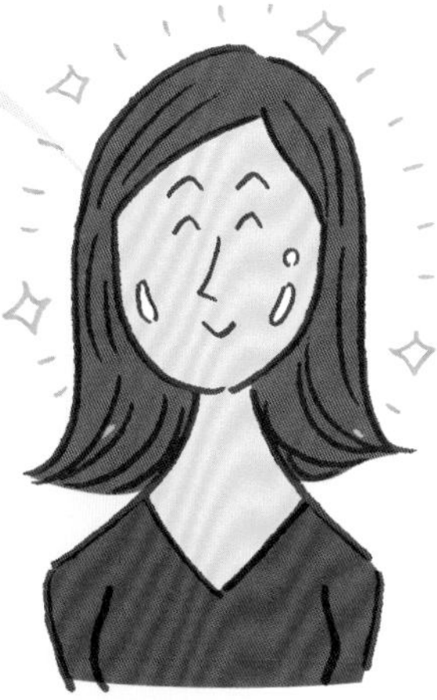

Topic 7

Q 請介紹一些因為攝取蛋白質而改善體質的實際案例。

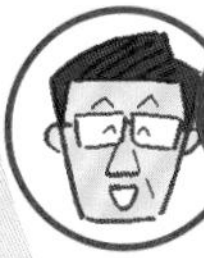

A 蛋白質攝取不足的女性，會因為補充蛋白質而判若兩人！

蛋白質也是肌膚、頭髮的原料，所以攝取不足，有可能會變得很憔悴。蛋白質攝取不足的女性有可能在補充蛋白質之後，雙眼變得炯炯有神，皮膚的黑斑也跟著消失。

Topic 8

Q 該從飲食還是高蛋白粉攝取蛋白質呢？

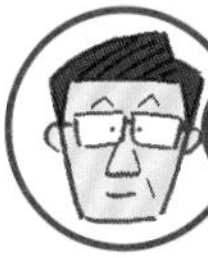

A 基本上是一樣的，但為了健康著想，最好還是從飲食中攝取蛋白質。

許多食材都含有不同的營養素，例如肉類含有礦物質，所以基本上建議大家從食材攝取多種營養素。不過，透過只有蛋白質的高蛋白粉攝取蛋白質也很方便。

不可不知！

要特別注意「食物過敏症」

食物過敏症就是進食之後，身體出現過敏反應。比方說，有些人在攝取乳製品2個小時之後，就會想排便，但是，食物過敏症的人有可能在吃到某些食物之後，出現了身體發炎的症狀。此時蛋白質的吸收效率也會變差，所以擔心自己有這種症狀的人，記得去醫院檢查。

現場5

高齡者看護

每日蛋白質理想攝取量

＝1.2g左右／體重1kg

體重60kg的話
就要攝取72g！

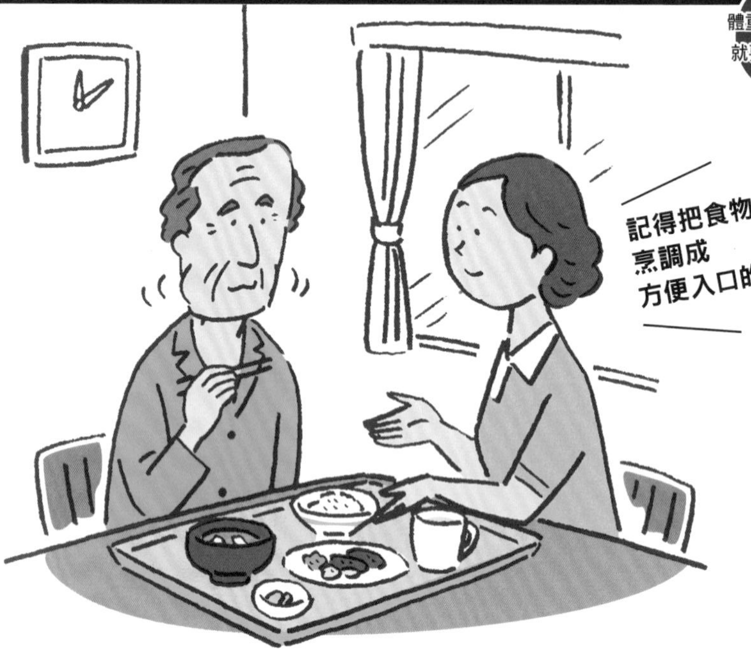

高齡者常有機會從電視的健康節目或是在醫院接觸與營養有關的資訊，所以許多高齡者都非常了解蛋白質有多麼重要。

不過，許多高齡者卻因為熟食店賣的菜太貴而放棄攝取蛋白質，而且就算他們想在家裡煮飯，也沒有足夠的體力與動機，即使知道自己蛋白質攝取不足，卻還是無法攝取足夠的量。

若要解決蛋白質攝取量不足的問題，社區看護相關人士或是家人可以告訴高齡者，超市有哪些方便烹調的食材。如果是很難外出購物的高齡者，則可以透過送餐服務，攝取足夠的蛋白質。

Topic 1

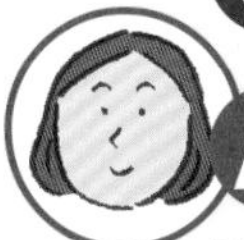

Q 高齡者需要攝取多少蛋白質才足夠呢？

A 比一般人多一點，大概是每公斤體重1.2g左右。

蛋白質的攝取量，雖然可依照身體的狀況或是有無慢性病決定，但高齡者的蛋白質吸收效率比年輕人還差，所以最好攝取每公斤體重1.2g的蛋白質，才能維持足夠的肌肉量。

Topic 2

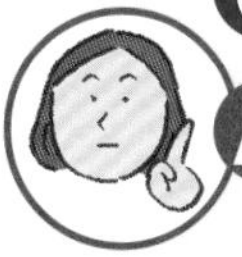

Q 高齡者應該吃哪種調味或種類的料理呢？

A 最好是味道明顯的料理。令人意外的是有許多高齡者特別喜歡西式餐點。

一般人都以為高齡者喜歡清淡的料理。的確，有些高齡者特別喜歡清淡的料理，但其實味道明顯的料理才容易入口。此外，有些人喜歡日式餐點，但有些高齡者也喜歡年輕人愛吃的西式餐點。

Topic 3

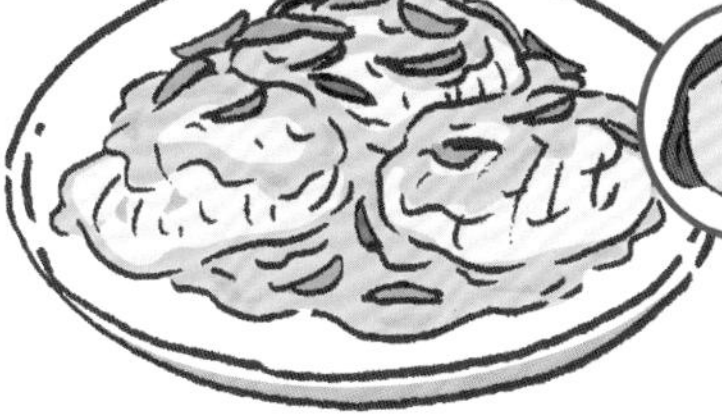

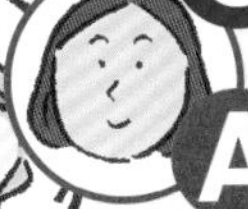

Q 方便高齡者入口的料理該怎麼烹調？

A 許多人喜歡吃魚更勝於吃肉，記得將食材烹調得又軟又多汁。

對於牙口不好的人來說，肉類是很難咀嚼的食材，但是魚肉卻是適合所有人的食材。烹調時，記得利用酵素軟化肉質，或是勾點芡，方便咀嚼。如果不喜歡吃魚或是吃肉，換成雞蛋或是豆腐也非常理想。

現場6

心理治療

每日蛋白質理想攝取量

＝根據狀態調整

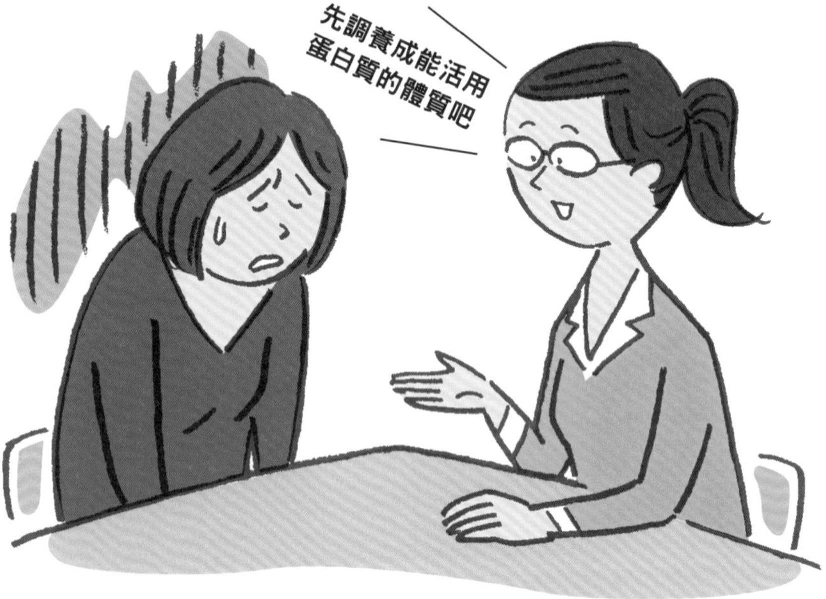

蛋白質是神經傳導物質的一種，也是照顧心理狀態的營養素（詳情請參考P70），如果要利用營養改善心理狀態，就必須多攝取蛋白質。要注意的是，身體不適的人很可能無法吸收蛋白質，蛋白質也無法在體內轉換成有用的物質，所以在**改善身體不適的症狀之前，必須先打造能吸收與應用蛋白質的體質**。

近年來，兒童的發展障礙越來越常見，但大部分的發展障礙都不是因為大腦出了問題，而是神經方面的問題，這也是大腦無法正常發揮功能或是心理失常的原因。所以這時候可依照每個人的狀況決定蛋白質的攝取量，從營養層面著手治療，順利的話，會有顯著的效果。

監修 溝口徹

醫師、新宿溝口醫院院長。從2000年開始，就透過營養治療法對付棘手的疾病，也改善了許多人的症狀。

Topic 1

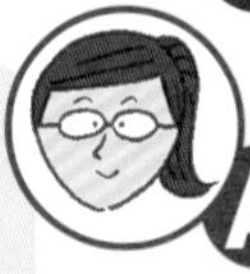

Q 請告訴我心理失調的人常見的營養失衡問題以及常見的飲食問題。

A 大部分的人都未攝取足夠的蛋白質、鐵質與維生素B群。

大部分的人都未攝取足夠的鐵質、維生素B群以及魚肉、肉類的蛋白質，而且很常攝取白飯、麵包、麵食這類富含醣質的食物。

Topic 2

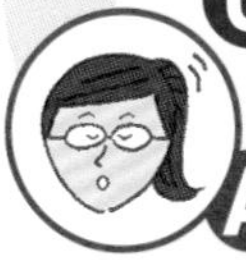

Q 明明很積極攝取蛋白質，為什麼還是覺得很抑鬱呢？（女性）

A 有可能是鐵質攝取不足。

如果鐵質攝取不足，在腦內形成心理狀態的神經傳導物質，就無法轉換成其他的神經傳導物質，身心也會因此失衡。

Topic 3

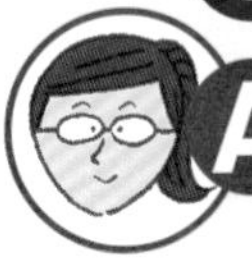

Q 要利用營養改善心理狀態的話，需要多少時間呢？

A 先以3個月為一個區間。

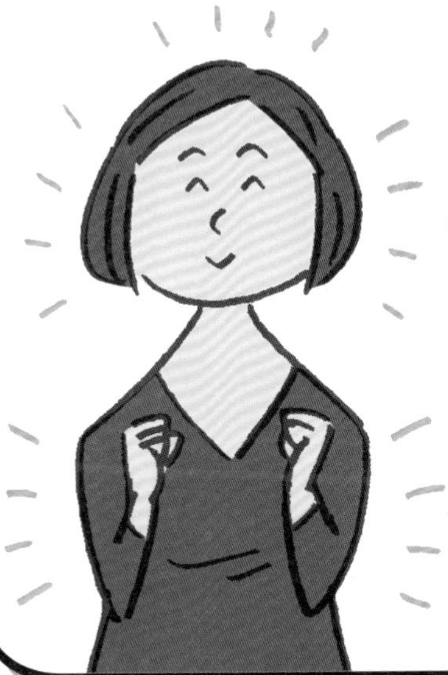

許多人能在3個月左右感覺心理狀態改善，此時可以再次接受檢查，進行相同的治療，或是進一步解決新的問題。

※每個人的狀況都不同，務必聽從醫師的指示進行治療

Topic 4

Q 要改善心理疾病，該攝取多少蛋白質才夠？

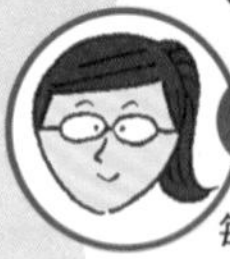

A 答案是因人而異，沒辦法斷言需要攝取幾克才夠。

每個人的年齡、生活習慣、吸收能力以及身體狀態都不同，所以很難一概而論。

Topic 5

Q 如果家裡有發展障礙的孩子，該給予這類父母哪些飲食上的建議呢？

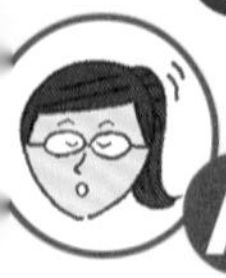

A 「不要先將白飯端上桌」，或是「盡可能在白飯裡放一些配料」。

重點在於別讓血糖飆升。一旦餐桌上有白飯，孩子很可能會從白飯開始吃，所以最後才將白飯端上桌，或是在白飯裡放一些雞肉做的肉燥，延緩醣質的吸收（詳情請參考P73）。

Topic 6

Q 食量不大的人應該先攝取蛋白質還是膳食纖維呢？

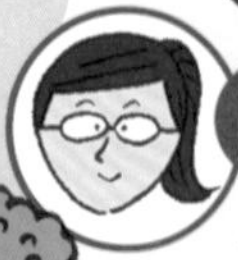

A 請先攝取足夠的蛋白質。

肚子飽得無法同時攝取蛋白質與膳食纖維的人，請先攝取足量的蛋白質。

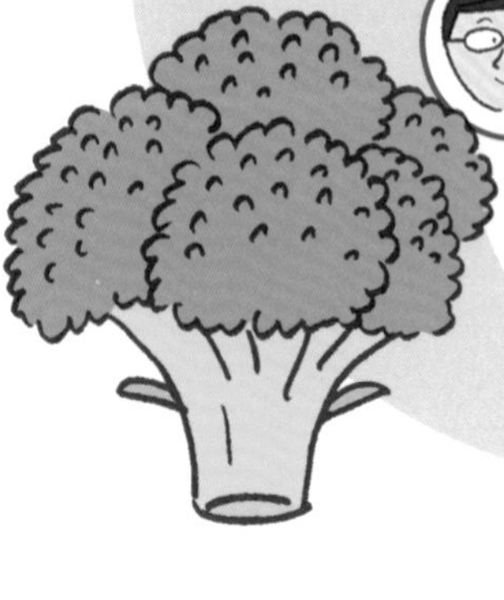

Topic 7

Q 有可能停掉精神科藥物，改以營養素治療嗎？

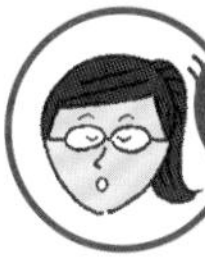

A 慢慢治療的話，大部分的人都可以減藥或是停藥。

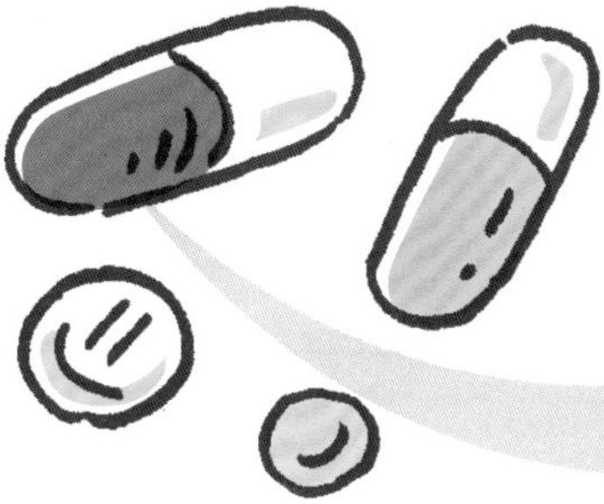

停藥必須慢慢地停。停掉長期服用的藥物之後，身體通常會出現一些變化，但這其實只是因為藥效消失之後的反應。建議大家一邊透過營養素治療，一邊慢慢地停藥。

※每個人狀況都不同，務必聽從醫師指示進行治療

不可不知！

腸道環境與蛋白質的消化吸收能力息息相關

最近的研究指出，腸道環境會影響蛋白質的消化吸收能力。當腸道的細菌失去平衡，蛋白質的吸收效率就會下滑，此時再怎麼攝取蛋白質，也無法活用這些蛋白質。反之，腸道環境若是良好，即使蛋白質的攝取量不高，蛋白質還是能在體內充分發揮作用。

Topic 8

Q 如果想利用營養素改善心理狀態，除了攝取蛋白質，還應該攝取哪些重要營養素呢？

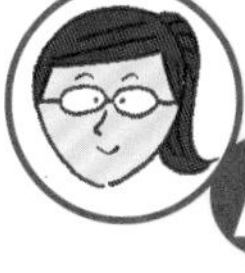

A 醣質、脂質與其他能轉換成能量的物質，還有維生素B群。

要避免蛋白質轉換成熱量，必須注意攝取蛋白質的方法，而且也要記得攝取醣質與脂質。此外，要合成血清素這類神經傳導物質，也需要維生素B群的幫助。鰹魚、鮪魚都含有大量的維生素B群。

現場7

一般家庭

每日蛋白質理想攝取量

＝1.0g／體重1kg

體重60kg的話
就要攝取60g！

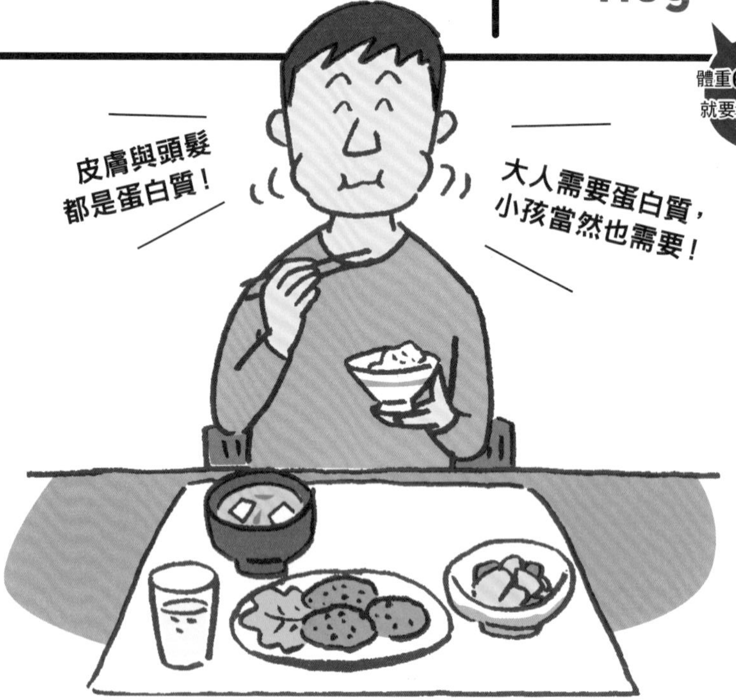
皮膚與頭髮
都是蛋白質！
大人需要蛋白質，
小孩當然也需要！

到目前為止，已經介紹了不少蛋白質在各種情況扮演的角色，但是，蛋白質可不只是對特定的人重要喲。

比方說，大家都知道鈣質對身體成長有多麼重要，但是對小孩來說，能讓身體變得更強壯的蛋白質當然也是必要的營養素。此外，促進身體成長的「生長激素」與組成蛋白質的胺基酸也息息相關（詳情請參考P78），對心理狀態造成影響的蛋白質也與睡眠品質有關（詳情請參考P68）。蛋白質除了能維持肌肉量，也與維持皮膚、頭髮與身體的健康有著密不可分的關係。

由此可知，蛋白質是想要常保健康的每個人都需要的營養素。

Topic 1

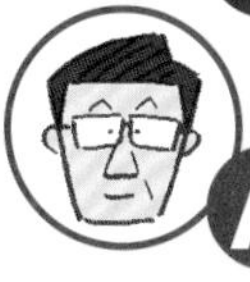

Q 黃豆這類「植物性蛋白質」與肉類的「動物性蛋白質」有何差異？

A 都是蛋白質，但在其他的營養與脂質方面有些不同。

黃豆與肉的蛋白質其實沒什麼不同，但是黃豆的脂質較少，牛肉卻富含鐵質這類非蛋白質的營養素，所以均勻地攝取營養素是非常重要的事情。

Topic 2

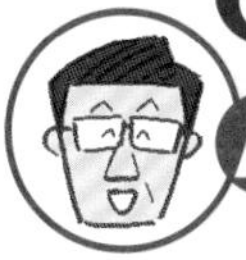

Q 請告訴我能滿足蛋白質每日理想攝取量的食譜。

A 每餐攝取20～30g的蛋白質最為理想。相關的食譜將於P118介紹。

會在Chapter 4介紹早、午、晚的食譜，幫助大家攝取蛋白質與其他重要的營養素。

Topic 3

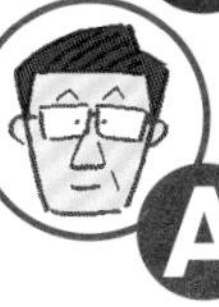

Q 可以告訴我一些不為人知，但是蛋白質含量很豐富的食材嗎？

A 除了肉類，烏賊、章魚或是螃蟹都是富含蛋白質的食材！請參考P147之後的蛋白質含量列表。

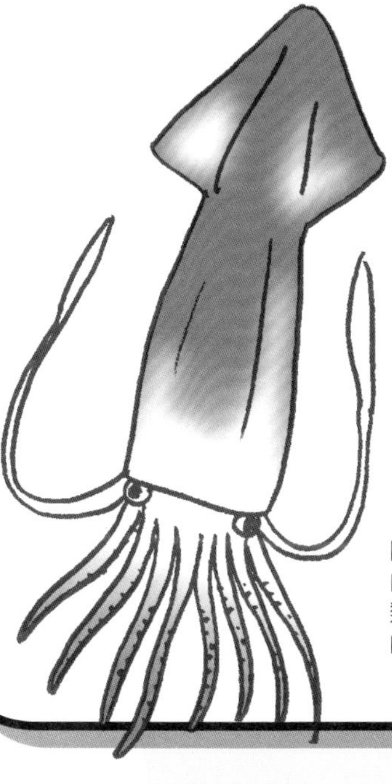

除了眾所周知的牛肉、豬肉、雞肉之外，烏賊、章魚或是螃蟹這類海鮮都富含蛋白質。馬肉或羊肉也是低脂高蛋白的理想食材。

Column 1

不只在體內有用！
蛋白質在清潔劑、藥品等物品也有許多用途

可在體內製造，以及維持生命所需的蛋白質除了可在人體內發揮功用之外，也在人體之外扮演不同的角色。

比方說，倒入洗衣機使用的洗衣精就是其中一種。應該有不少人看過在包裝標榜「酵素」的洗衣精吧（酵素也是蛋白質的一種，詳情請參考P100）。**這類洗衣精通常添加了分解蛋白質、脂質與碳水化合物的酵素，主要就是利用酵素分解滲入纖維的皮脂或蛋白質汙漬，再洗淨汙漬。**具體來說，這些洗衣精添加了分解蛋白質的蛋白酶，分解脂質的解脂酶以及分解碳水化合物的澱粉酶。自從1980年代左右，研發出在洗衣粉內添加了安全性高的酵素後，大幅提升衣服的洗淨力。現在的洗衣粉之所以能比過去的包裝小很多，全是酵素的功勞。

此外，蛋白質也可用來製作藥品，例如**抗體藥物就是其中之一，這種藥物主要是利用在P102介紹的具有免疫效果的抗體（免疫球蛋白）來製成。**抗體會鎖定外來的異物以及有問題的細胞攻擊，所以具有非常顯著的藥效。此外，抗體是由體內合成的物質，所以也比較不會出現副作用。話說回來，這種藥物雖然很棒，卻需要大型設備才能生產，現階段還無法有效降低製造成本。這種藥物之後或許可用來治療癌症這類不治之症。

Chapter1

蛋白質的基礎知識

「蛋白質是什麼?」「為什麼那麼多人重視它?」
「蛋白質是怎麼被人體吸收的?」讓我們先介紹這些
蛋白質的基礎知識吧。雖然會提到一些胺基酸這類有點艱澀的內容,
但這些內容都是幫助我們了解蛋白質的捷徑。

吃進肚子的牛排變成蛋白質的過程

蛋白質的英文「Protein」源自希臘語「Proteios」這個單字，意思是「最重要的東西」。一開始讓我們先了解這麼重要的蛋白質在吃進肚子之後，如何轉換成組成身體的蛋白質吧。

請大家先看一下P35～36的插圖。蛋白質會先在 1 胃裡被「胃蛋白酶」（Pepsin）這種消化酵素分解成一定的大小。 2 接著在十二指腸被胰蛋白酶（Trypsin）分解成更小的分子，最後再於 3 小腸被肽酶（Peptidase）分解成「胺基酸」這種物質（胺基酸的部分請參考P38）。胺基酸被小腸吸收，運送到 4 肝臟之後，就會送往全身。運送到各種細胞的胺基酸會轉化成新的蛋白質。一如P37所介紹的，合成蛋白質的系統至今都有未解之處，目前只知道細胞之內有「細胞核」，細胞核這種器官之內有蛋白質的設計圖，合成蛋白質的系統會根據這張設計圖在細胞之內融合胺基酸，藉此製造新的蛋白質。

由此可知，吃進肚子裡的蛋白質不會直接使用，而是會先分解成胺基酸，然後在體內再度組合。

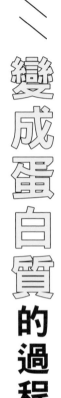

牛排轉換成蛋白質 I ～消化～

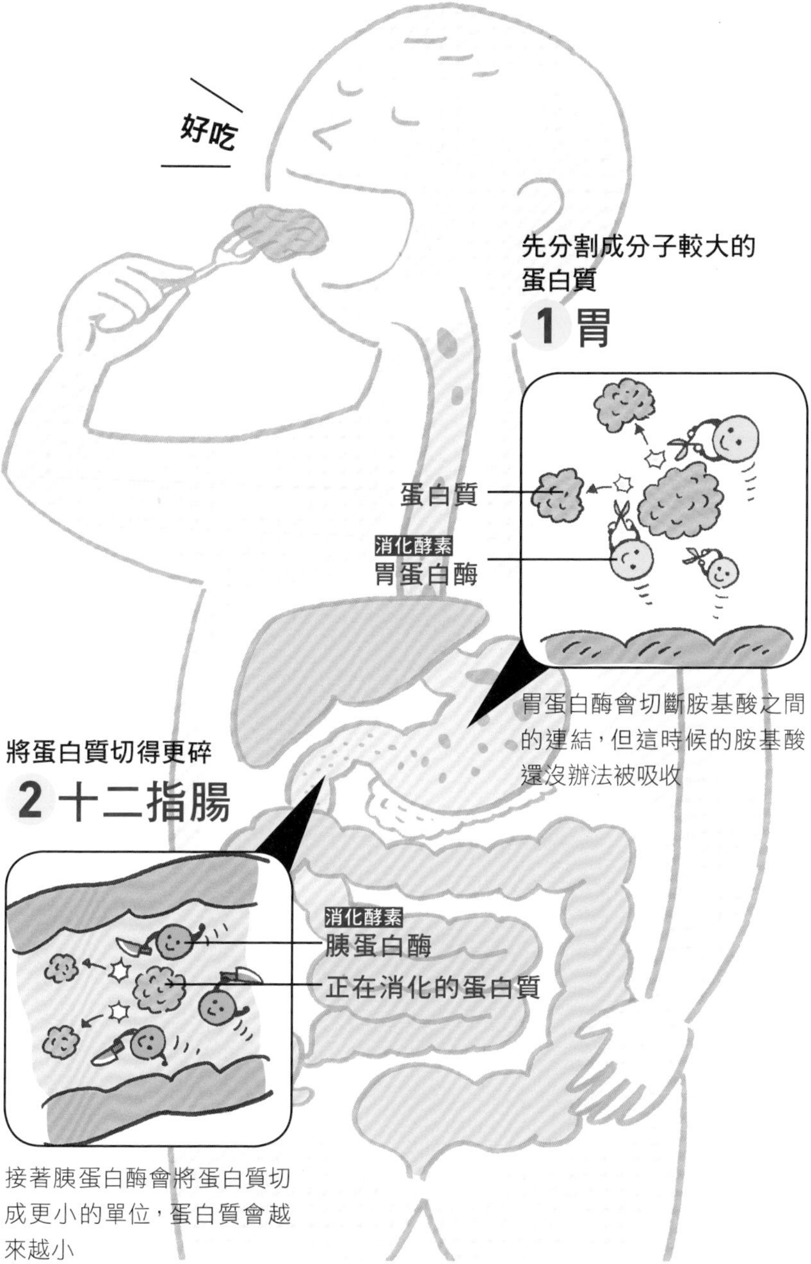

先分割成分子較大的蛋白質

1 胃

胃蛋白酶會切斷胺基酸之間的連結，但這時候的胺基酸還沒辦法被吸收

將蛋白質切得更碎

2 十二指腸

接著胰蛋白酶會將蛋白質切成更小的單位，蛋白質會越來越小

牛排轉換成蛋白質 II ～從消化到吸收～

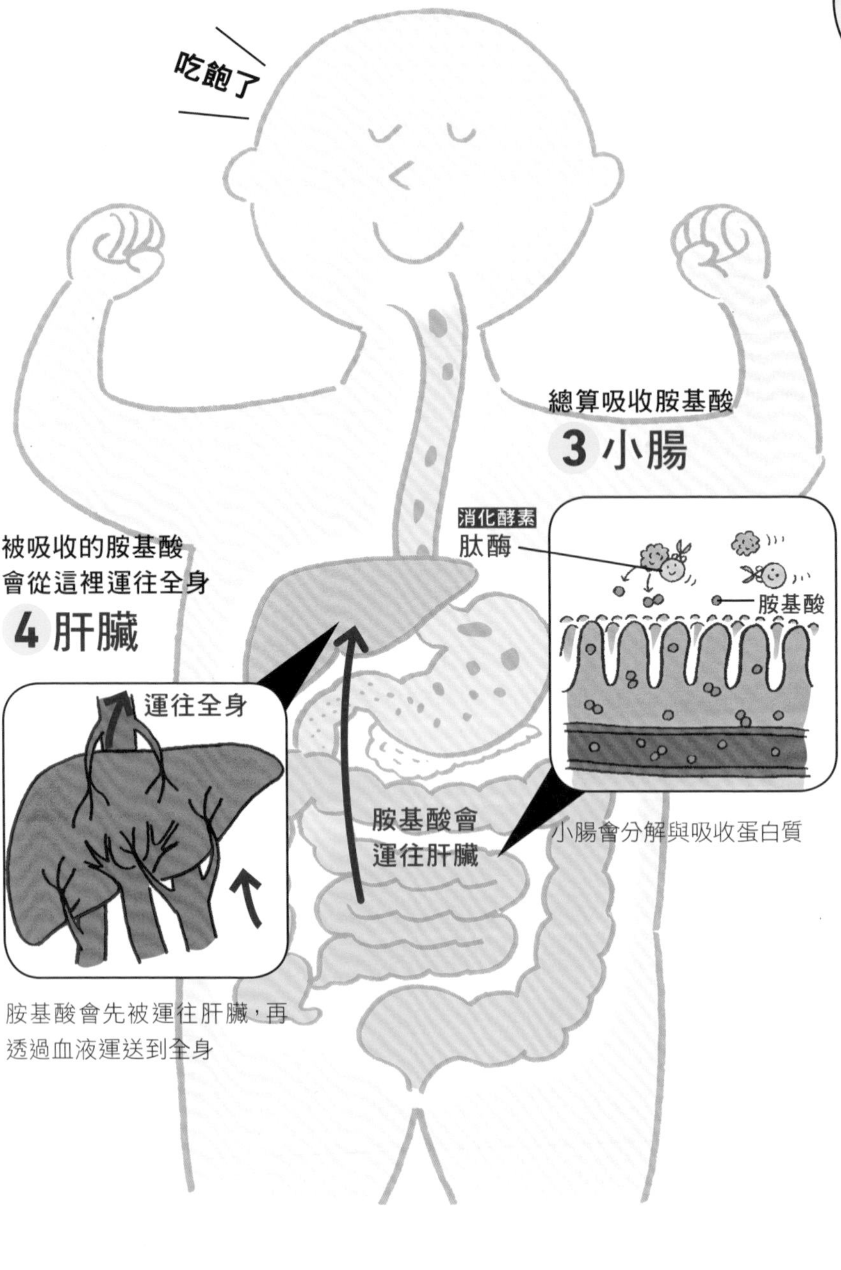

小腸會分解與吸收蛋白質

胺基酸會先被運往肝臟，再透過血液運送到全身

牛排轉換成蛋白質 III ～組成蛋白質～

i 負責合成蛋白質的細胞核，會複製蛋白質的設計圖

細胞之內的「細胞核」會先複製蛋白質的設計圖

ii 作業員「核糖體」會根據這張設計圖組合胺基酸

細胞之內的核糖體會根據這張設計圖合成蛋白質

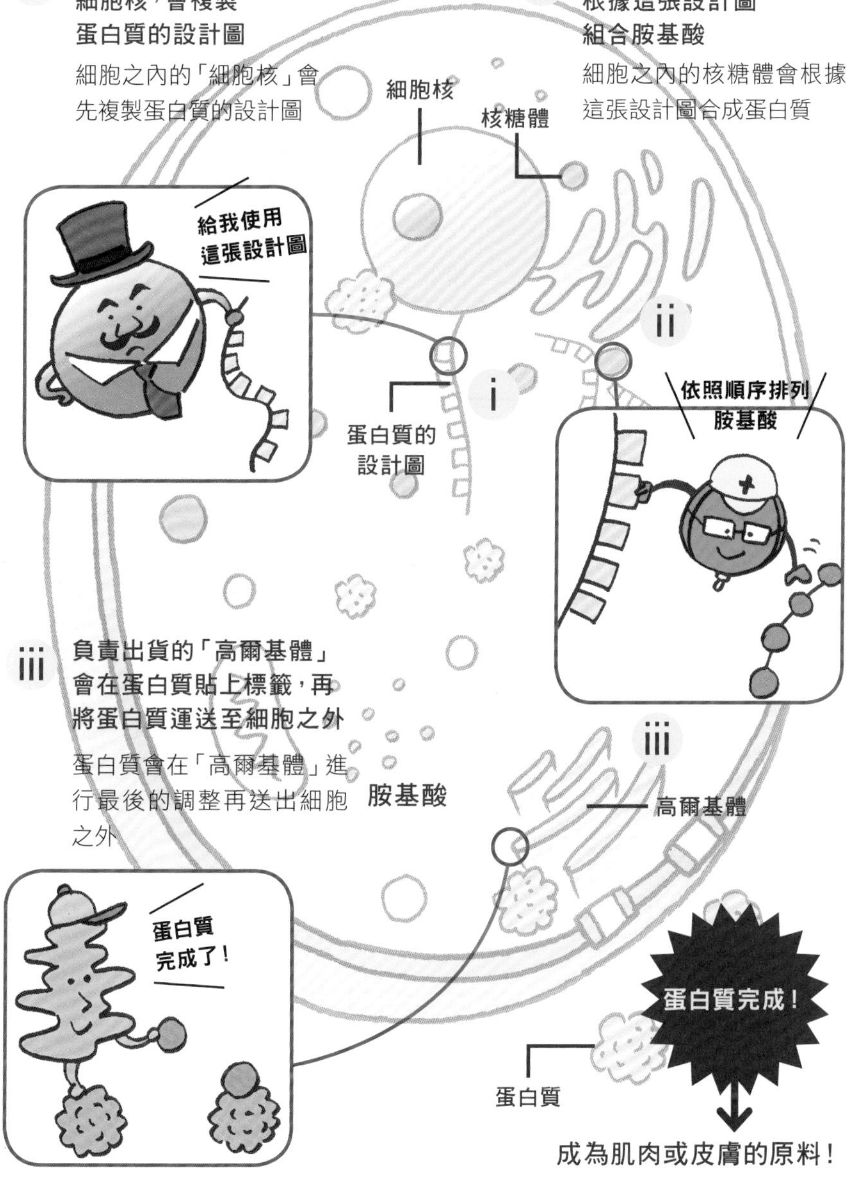

iii 負責出貨的「高爾基體」會在蛋白質貼上標籤，再將蛋白質運送至細胞之外

蛋白質會在「高爾基體」進行最後的調整再送出細胞之外

Chapter 1-2

蛋白質就是由胺基酸組成，纏得亂七八糟的繩子

大部分的人都聽過蛋白質，但應該很少人知道它長成什麼樣子吧？為了在介紹蛋白質的時候方便大家想像蛋白質，在此要先介紹一下它的形狀。

人體的細胞大概是10～30㎛（微米Micrometer。1㎛等於1／1000㎜）的大小，而蛋白質卻只有幾nm（奈米Nanometer。1奈米等於1／1000㎛）的大小，而且在過去都只能根據理論推測蛋白質的形狀。直到進入19世紀，得以利用特殊的方法觀察蛋白質，才知道蛋白質長得很像繩子，而且是呈立體纏繞的形狀。相關的細節會留在P92介紹，不過這種形狀可是藏著蛋白質在機能上的祕密，而且組成這條「繩子」的物質就是在前一節提到，蛋白質分解到最後階段的「胺基酸」，想必大家也常在健康食品的廣告看到這個字眼吧，而蛋白質就是由60～幾百萬個胺基酸組成的物質。

一般認為，人體是由5～10萬種蛋白質組成，但是組成蛋白質的胺基酸卻只有20種。這20種還分成人體無法自行合成，而必須從食品攝取的9種「必需胺基酸」，以及人體可以自行合成的「非必需胺基酸」，這部分會在P40進一步解說。

這就是蛋白質！

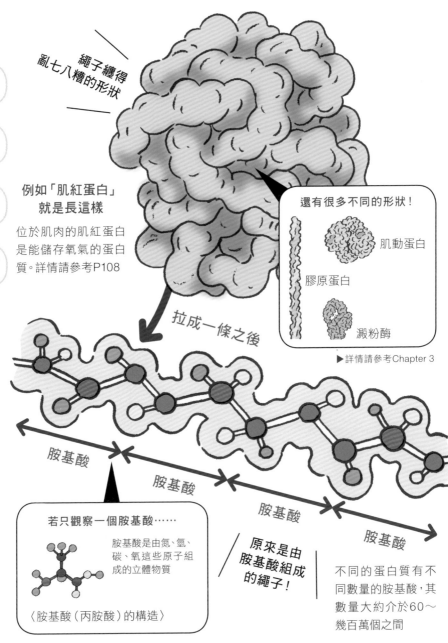

繩子纏得亂七八糟的形狀

例如「肌紅蛋白」就是長這樣

位於肌肉的肌紅蛋白是能儲存氧氣的蛋白質。詳情請參考P108

還有很多不同的形狀！

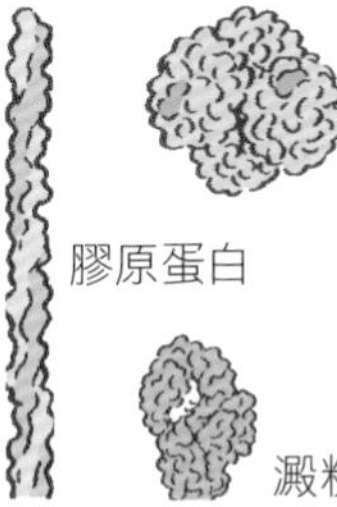

▶詳情請參考Chapter 3

拉成一條之後

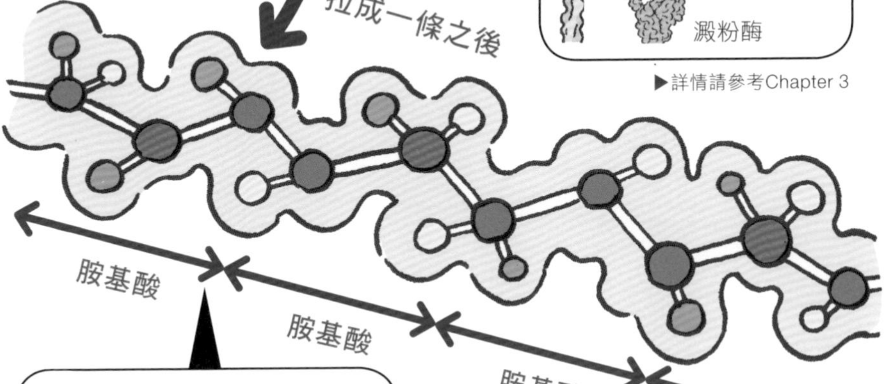

若只觀察一個胺基酸……

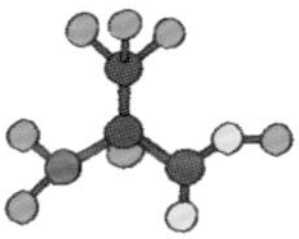

胺基酸是由氮、氫、碳、氧這些原子組成的立體物質

〈胺基酸（丙胺酸）的構造〉

原來是由胺基酸組成的繩子！

不同的蛋白質有不同數量的胺基酸，其數量大約介於60～幾百萬個之間

20種胺基酸的主要功能

人體無法合成的 必需胺基酸

蔚為話題的 **纈胺酸** [Val] BCAA（支鏈胺基酸）的一種，會用於肌肉產生能量的時候	可幫助肌肉變大的關鍵 **白胺酸** [Leu] BCAA的一種，幫助肌肉變大的關鍵	負責代謝肌肉能量的 **異白胺酸** [Ile] BCAA的一種，除了代謝肌肉的能量，還能消除疲勞
攝取不足會發生危險！ **甲硫胺酸** [Met] 負責減緩過敏發癢症狀的胺基酸，也是造成水腫的原因	可照顧心理健康❶ **色胺酸** [Trp] 是腦內神經傳導物質「血清素」的原料	可照顧心理健康❷ **苯丙胺酸** [Phe] 神經傳導物質的原料，過度攝取會讓血壓上升
可預防脂肪肝！ **蘇胺酸** [Thr] 能促進代謝，預防脂肪在肝臟囤積	素食者要多注意的 **離胺酸** [Lys] 負責產生酵素，在植物性蛋白質的含量較低	長大就能自行合成的 **組胺酸** [His] 兒童的體內無法合成的胺基酸，負責神經機能

人體可自行合成的 非必需胺基酸

能量來源之一的 **丙胺酸** [Ala] 富含蛋白質的食品都含有這種胺基酸，會用來代謝醣質	膠原蛋白的原料❶ **脯胺酸** [Pro] 組成膠原蛋白的胺基酸，可修復破損的膠原蛋白	膠原蛋白的原料❷ **甘胺酸** [Gly] 組成膠原蛋白的胺基酸，也與人類的睡眠有關	化妝品也有的 **絲胺酸** [Ser] 作為肌膚保濕成分使用的胺基酸，能幫助腦部活化
藥物原料之一的 **胱胺酸** [Cys] 常見於毛髮，可抑制黑色素產生	可照顧心理健康❸ **酪胺酸** [Tyr] 原料是苯丙胺酸，是幾種重要的神經傳導物質的先驅物質	根據蔬菜命名❶ **天門冬醯胺** [Asn] 從蘆筍嫩芽發現的胺基酸，能幫助人體代謝能量	有效強化肌肉的 **麩胺醯胺** [Gln] 常見於肌肉的胺基酸，與肌肉的合成有關
身體成長所需的 **精胺酸** [Arg] 可促進成長的胺基酸，能消除多餘的氨	根據蔬菜命名❷ **天門冬胺酸** [Asp] 常見於蘆筍，能幫助人體吸收礦物質	美味成分之一的 **麩胺酸** [Glu] 常用於化學調味料，過度攝取會出現手腳麻痺的症狀	

了解胺基酸，就能徹底了解蛋白質的功能！

攝取蛋白質之際注意事項「胺基酸分數」

「胺基酸分數」是蛋白質攝取是否平衡的指標

胺基酸分數是食物的必需胺基酸含量，是否符合營養學基準值**最低標準的數值**。這是因為要合成蛋白質所有9種胺基酸，所以蛋白質的合成量就是最低的數值。簡單來說，**胺基酸分數越高，就是越優質的蛋白質。**

麵粉（低筋）的胺基酸分數56

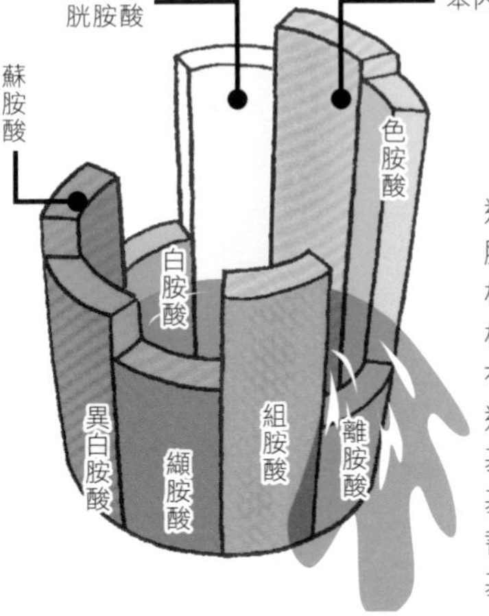

這是常用來說明胺基酸分數的「水桶理論」。這個水桶的每塊板子都有不同的長度，而這些長度就是與基準值相對的胺基酸比例，水桶所蓄的水量就是胺基酸分數。

食品的胺基酸分數

在此介紹胺基酸分數達滿分100分的食品
以及胺基酸分數較低的食材。
其他的食材可於P147～確認。

胺基酸分數較高的食品

牛肉	**100**
豬肉	**100**
雞肉	**100**
雞蛋	**100**
沙丁魚	**100**
鮭魚	**100**
牛奶	**100**
優格	**100**
黃豆	**100**

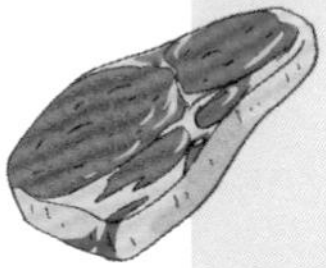

胺基酸分數較低的食品

麵粉（低筋麵粉）	**56**
花生	**87**
杏仁	**78**
烏龍麵	**51**
玉米粉	**22**
核桃	**71**
日本梨	**69**

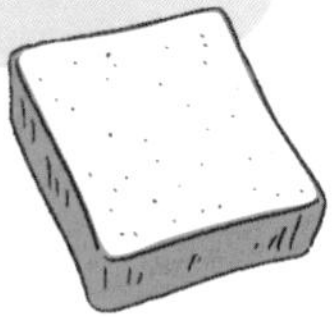

不只是肌肉！蛋白質也是皮膚、頭髮、荷爾蒙、酵素的原料

人體的成分約有60％是水分，但如果去掉水分，剩下的一半會是蛋白質。許多人一聽到人體的蛋白質，大概都會想到肌肉，但其實皮膚、頭髮或是指甲也都是蛋白質。聽到這裡，大家有可能會以為蛋白質都是形狀很具體的器官，但其實這不過是在蛋白質各種形態之中的其中幾種而已，人體有許多各種功能的蛋白質。

比方說，調整身體功能的「荷爾蒙」或是控制消化的「酵素」，以及讓身體抵抗病毒或細菌的「抗體」，有許多都是來自蛋白質。許多人都聽過「荷爾蒙」、「酵素」與「抗體」，卻很少人知道它們其實也是蛋白質。

除了上述這些之外，有些蛋白質與「透過眼睛、舌頭這類感官來接收外部的刺激」、「將特定物質傳遞至全身」，以及P10介紹的「在腦內傳遞資訊，照顧心理健康」的功能息息相關。由此可知，人類維持生命所需的各項功能，之所以能夠正常運作，都是拜全身的蛋白質所賜。

因此我們將各種功能的蛋白質形容成組成人體的零件也不為過。

組成人體的蛋白質

部位	功能	蛋白質
大腦	讓心情沉澱	血清素
眼睛	聚焦所需的鏡片	晶體蛋白
口腔	殺死細菌	溶菌酶
舌頭	將味道的物質轉換成資訊	受體蛋白
肺	促進氧氣與二氧化碳交換	碳酸酐酶
胃	分解蛋白質	胃蛋白酶
十二指腸	分解蛋白質	胰蛋白酶
胰臟	調降血糖	胰島素
肝臟	分解酒精	酒精分解酵素
指甲、頭髮	穩固構造	角蛋白
皮膚	讓肌膚充滿彈性	膠原蛋白
肌肉	合成肌肉，輔助運動	肌動蛋白
血液	將氧氣運到全身	血紅蛋白
免疫系統	與侵入人體的異物對抗	抗體

Column 2

醣質不是壞蛋！只要別過度攝取，醣質也是很有用的營養素！

最近醣質常被形容成「造成肥胖與疾病」的元凶，所以許多人都覺得醣質對身體有害，但其實醣質是人類必要的營養素。

其實穀物、根莖類植物、砂糖、水果都含有豐富的醣質，而這些醣質會在人體內轉換成葡萄糖，再轉換成活動所需的能量。**醣質的問題在於過度攝取的話**，沒有轉換成能量的葡萄糖會轉換成體脂肪，而這就是讓人發胖的原因。此外，血液裡的葡萄糖，也就是所謂的血糖也與健康息息相關。假設血液之中葡萄糖的比例長期過高，血管與神經就會受損，各種臟器也有可能出問題。

說到這裡，大家或許都覺得醣質是壞蛋，但這充其量是長期過度攝取才會造成的問題，只要適量攝取，醣質能幫助我們活得很健康。比方說，**能讓皮膚保持水嫩的玻尿酸就是醣質**（詳情請參考P46）；要透過重量訓練快速增長肌肉，**又要避免肌肉分解成熱量的話，也必須攝取足夠的醣質**。

此外，如果有憂鬱症或其他心理疾病的話，也要重視醣質的攝取。蛋白質會轉換成「在腦內控制情緒的神經傳導物質的原料」（詳情請參考P70），而如果不攝取足夠的醣質來補充足夠的能量，蛋白質就會轉換成能量。由此可知，要在大腦製造神經傳導物質，絕對少不了醣質。

Chapter 2

▼

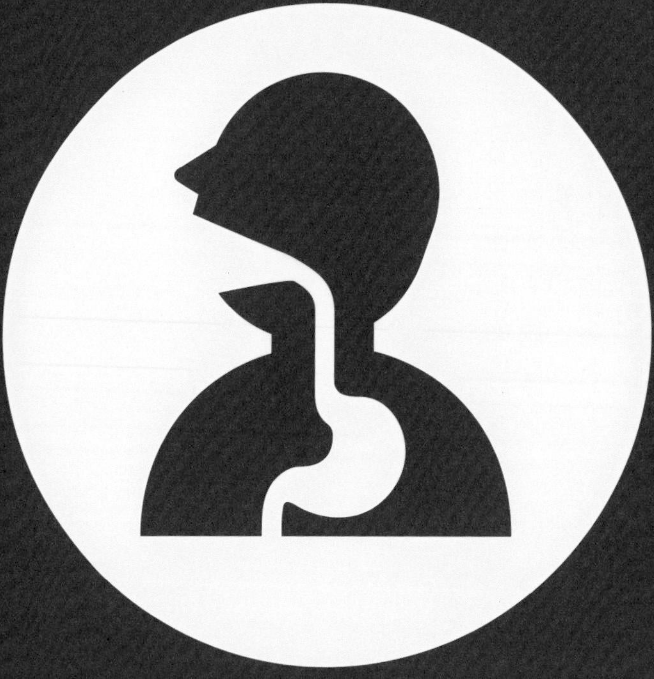

人體與
蛋白質

這一章要說明蛋白質對人體的影響。
眾所周知，蛋白質能讓「肌肉變大」之外，
還在人體內扮演各種角色。

利用蛋白質琢磨真皮層！生出美麗肌膚的機制

聽到「肌膚保養」，許多人都會立刻想到化妝水這類保養用品，但是要讓肌膚保持水嫩美麗，其實要多攝取優質的蛋白質。

皮膚是由在外側的「表皮層」以及內側的「真皮層」組成，表皮可避免體內的水分流失，真皮層可讓皮膚保持彈性與形狀，這也是美肌最需要的部分。真皮層也是由不同的蛋白質組成，例如像圍籬般張開，具有「張力」的膠原蛋白，以及連接膠原蛋白，讓皮膚保有彈性的彈性蛋白都是其中一種。要想擁有沒有一絲皺紋與鬆弛的肌膚，就得重視真皮層的保養，也當然得攝取充足的蛋白質。此外，能保濕的玻尿酸雖然是由醣質組成，但製造玻尿酸的酵素也是蛋白質，所以蛋白質也與保濕息息相關。

話說回來，要擁有美麗的肌膚雖然需要攝取蛋白質，但這不代表一直吃肉就好。過度攝取肉類的脂肪會導致體脂肪增加，製造膠原蛋白的荷爾蒙會因此減少，甚至有可能阻礙膠原蛋白合成。要想擁有漂亮的肌膚，建議大家多攝取「高蛋白低脂肪」的食物。

除了飲食生活之外，也要注意日曬以及避免偏激的減肥，因為這些問題都會導致膠原蛋白的品質與分量大幅下滑。

維持肌膚的構造與催生美麗肌膚的蛋白質

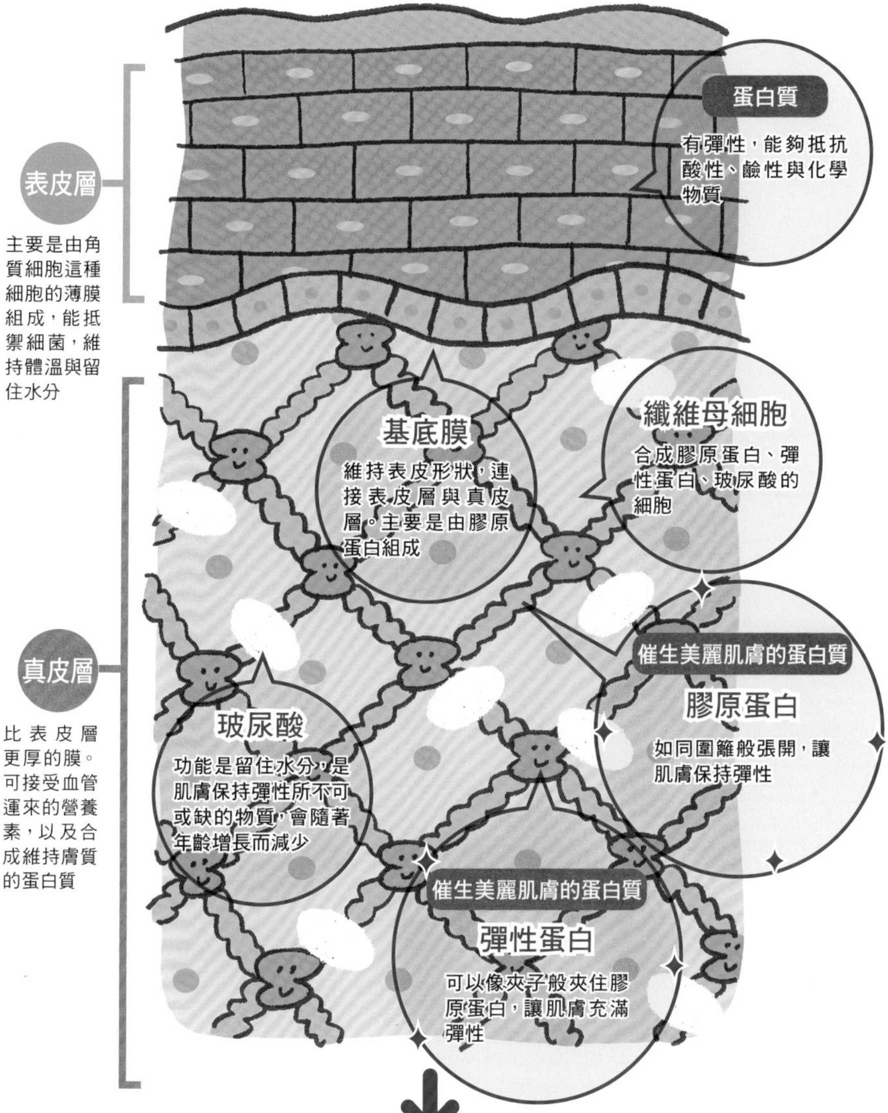
表皮層
主要是由角質細胞這種細胞的薄膜組成，能抵禦細菌，維持體溫與留住水分
真皮層
比表皮層更厚的膜。可接受血管運來的營養素，以及合成維持膚質的蛋白質
蛋白質
有彈性，能夠抵抗酸性、鹼性與化學物質
基底膜
維持表皮形狀，連接表皮層與真皮層。主要是由膠原蛋白組成
纖維母細胞
合成膠原蛋白、彈性蛋白、玻尿酸的細胞
催生美麗肌膚的蛋白質
膠原蛋白
如同圍籬般張開，讓肌膚保持彈性
玻尿酸
功能是留住水分，是肌膚保持彈性所不可或缺的物質，會隨著年齡增長而減少
催生美麗肌膚的蛋白質
彈性蛋白
可以像夾子般夾住膠原蛋白，讓肌膚充滿彈性

要想擁有美麗的肌膚，

就要多保養蛋白質組成的真皮層！

＼讓肌膚變得美麗／

要提升真皮層的品質，就必須重視高蛋白、低脂肪的飲食生活

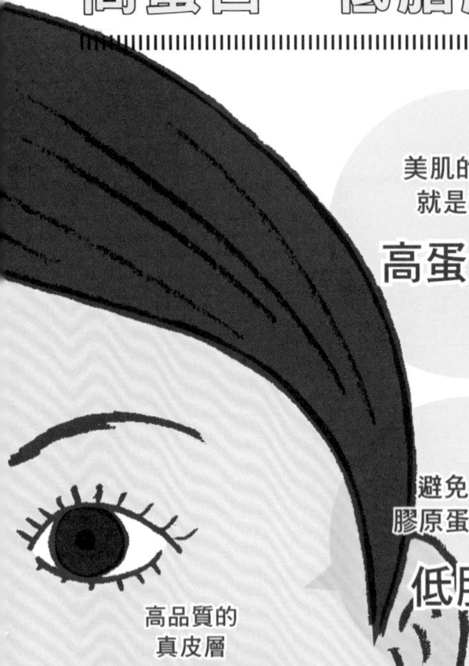

美肌的材料就是這個 高蛋白質

膠原蛋白是14～15年不會汰換的蛋白質，品質會隨著年紀不斷降低。**要讓品質下滑的蛋白質早點代謝就必須補充蛋白質。**

避免影響膠原蛋白合成 低脂肪

體脂肪一旦增加，合成膠原蛋白的荷爾蒙就有可能減少。就低脂肪這點來看，黃豆食品比肉類更加適合用來補充蛋白質。

高品質的真皮層

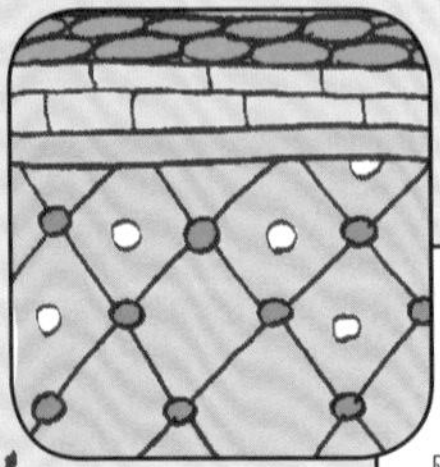

膠原蛋白與彈性蛋白整齊地排列著

除了蛋白質之外，要讓肌膚變美還需要重要的維生素C

膠原蛋白的主要成分是由非必需胺基酸的甘胺酸、脯胺酸組成的羥脯胺酸。由於羥脯胺酸的合成需要維生素C，所以**要合成膠原蛋白就需要多攝取富含維生素C的奇異果或是柑橘類的水果。**

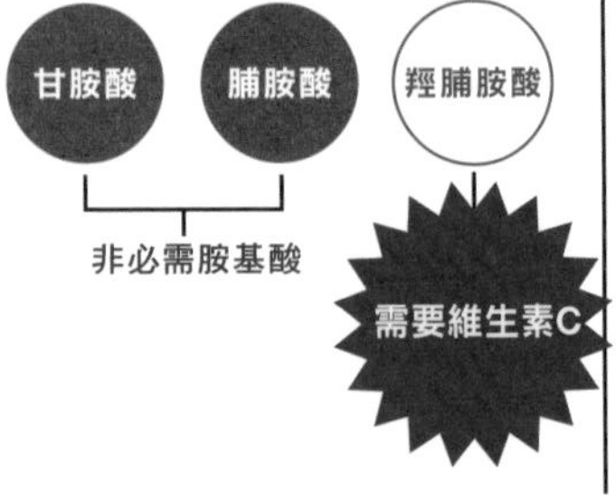

＼讓臉變得髒髒的／

肌膚最害怕的敵人是 減重與日曬

減重對肌膚的不良影響超乎想像。蛋白質攝取不足時，**膠原蛋白與玻尿酸的合成量就會銳減，肌膚也容易變得鬆垮。**

日曬除了會造成黑斑，還會**破壞膠原蛋白或彈性蛋白。**此外，與膠原蛋白的合成有關的物質也會減少。

總歸來說，就是儘量攝取膠原蛋白嗎？

一般來説，**再怎麼攝取膠原蛋白也無法達成美肌，**因為這些膠原蛋白與其他的蛋白質一樣，都會先分解成胺基酸。不過也有研究指出，當膠原蛋白分解為肽再被吸收的話，就能促進膠原蛋白合成。

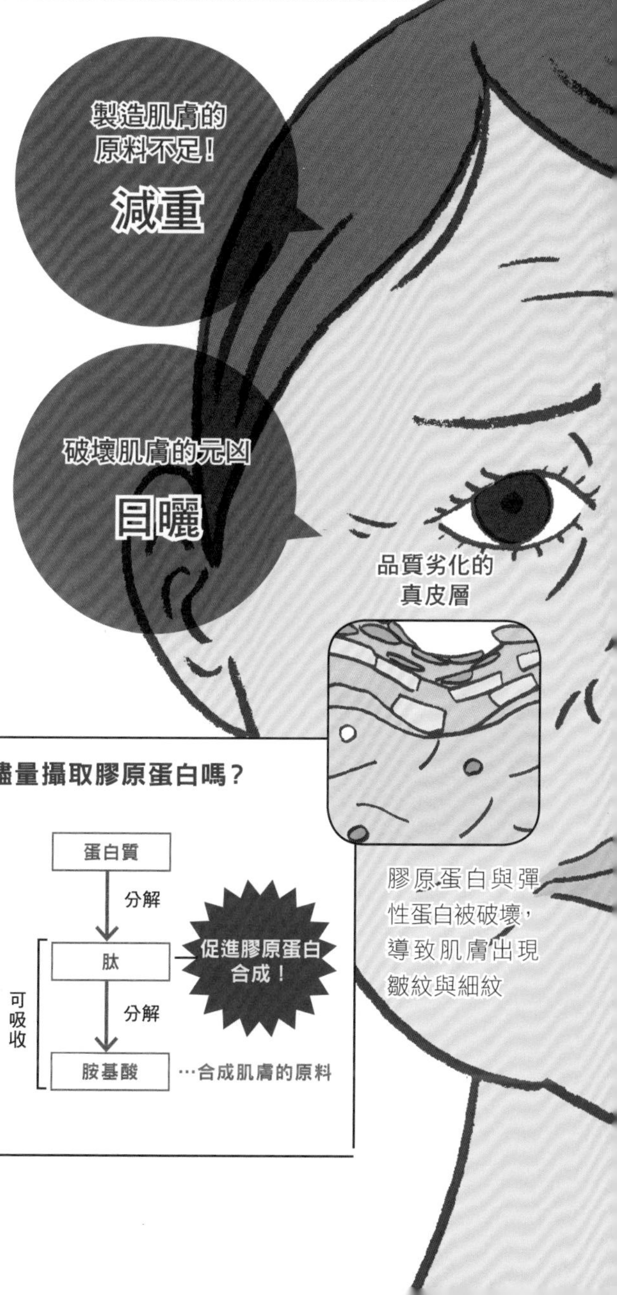

膠原蛋白與彈性蛋白被破壞，導致肌膚出現皺紋與細紋

Chapter 2-2

想讓肌肉變大的人必看！超有效率的蛋白質攝取術

基本上，要讓肌肉變大，必須不斷重複①透過重訓破壞肌肉纖維、②攝取充分的蛋白質、③讓肌肉休息與修復這個過程。對習慣重訓的人來說，這或許是常識，但如果進一步了解增肌的機制，就會發現部分的肌肉經常會「分解」成胺基酸，有些肌肉也都是由胺基酸「合成」。換言之，肌肉會慢慢地代謝，而增肌就是「肌肉合成的速度」比「肌肉分解的速度」更快的現象。所以要有效率地讓肌肉變大，就要提升「肌肉合成的速度」。

要提升「肌肉合成的速度」，必須重視攝取蛋白質的「時機」、「品質」、「類型」與「分量」這4個重點。

以「時機」為例，肌肉合成速度會在重訓之後的1～2小時達到顛峰，還會在後續的24～48小時之內維持在高檔的狀態。由於人體無法儲存蛋白質，所以為了避免因為蛋白質不足而導致合成速度變慢，建議在重訓前後以及在48個小時之內的每一餐攝取足量的蛋白質。剩下的「品質」、「類型」與「分量」將在P52介紹。若想有效率地增加肌肉量，請務必參考這部分的內容。

增加肌力的3個原則

讓肌肉受損

重訓

讓肌肉承受巨大的負荷，讓組成肌肉的肌肉纖維受損

透過食物攝取蛋白質

補充營養

攝取修復受損肌肉所需的蛋白質

讓肌肉修復

休息

在重訓之前，利用蛋白質修復肌肉

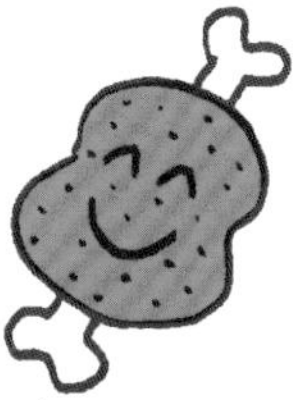

肌肉的合成與分解

肌肉常常合成與分解！

雖然肌肉與脂肪看起來沒什麼變化，但其實「合成」與「分解」常常同時發生，進而慢慢地汰舊換新。雖然重訓可加速「合成」與「分解」，但**如果能在重訓之後補充足夠的營養以及休息，就能讓「合成」的速度比「分解」更快。**

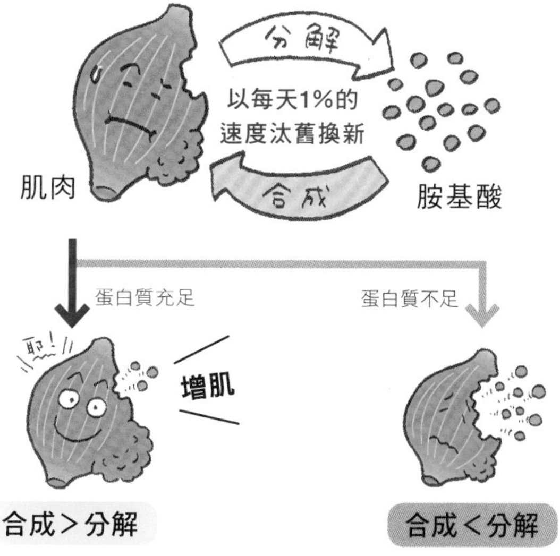

讓肌肉快速長大的 4大技巧

技巧❶ 時機

補充蛋白質與重訓 缺一不可

重訓之後的1～2小時之內，是肌肉合成最快速的時候。為了避免合成所需的原料不足，**在重訓之後一定要記得補充蛋白質**。重訓之後的48小時之內，絕不可極端減少蛋白質的攝取量。

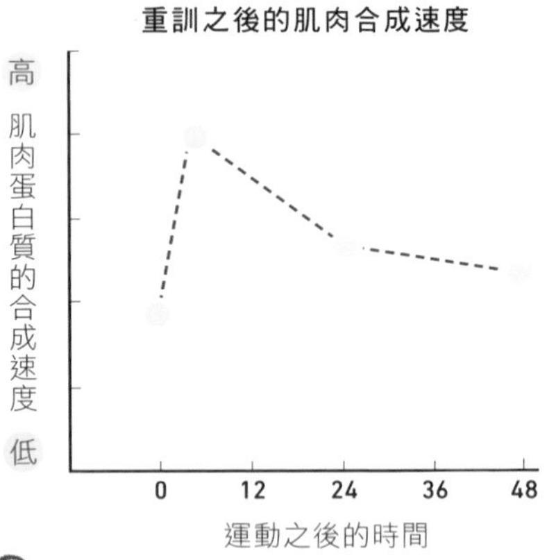

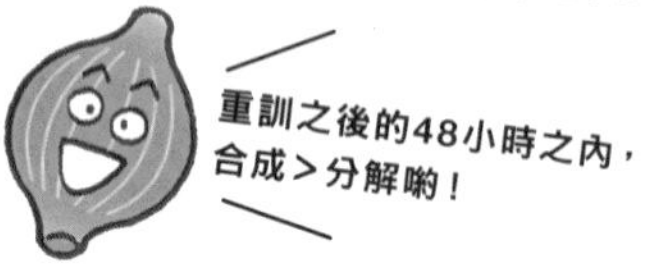

技巧❷ 品質

攝取含有 BCAA的蛋白質

如果是為了讓肌肉變大才攝取蛋白質，就必須攝取被稱為BCAA的3種必需胺基酸。一般認為，BCAA之一的**白胺酸能抑制肌肉分解，以及促進肌肉合成**。

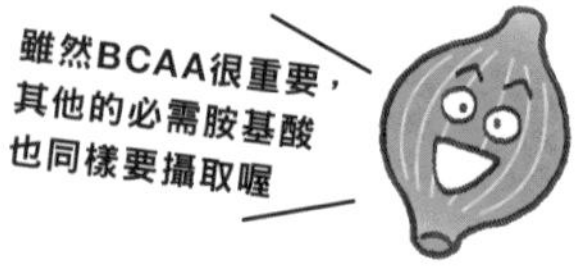
雖然BCAA很重要，其他的必需胺基酸也同樣要攝取喔

BCAA Branched Chain Amino Acids的字首縮寫，是被稱為支鏈胺基酸的胺基酸

POINT!

白胺酸

能刺激肌肉細胞的遺傳基因，促進肌肉合成

→**富含白胺酸的食材**
- 鮪魚瘦肉
- 雞胸肉

異白胺酸 **纈胺酸**

可抑制肌肉因運動而分解，能有效消除疲勞

→**富含這類胺基酸的食材**
- 鰹魚
- 竹筴魚

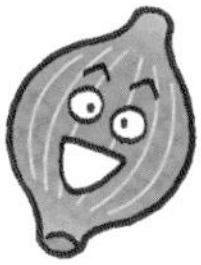

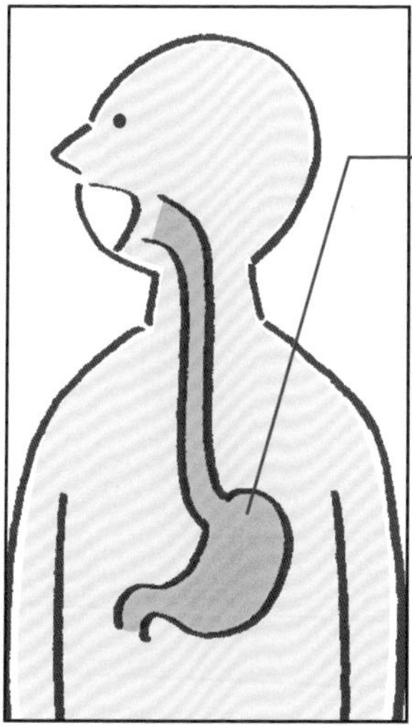
縮短在胃部停留的時間
POINT!
液態蛋白質比固態蛋白質更容易吸收
避免攝取需要時間消化的脂質
仔細咀嚼可幫助消化

技巧❸ 類型

容易消化的蛋白質是提升利用效率的關鍵

進入人體的蛋白質不會全部都用於合成肌肉。**要想有效率地應用蛋白質，必須縮短蛋白質在胃部停留的時間，讓蛋白質早一步被吸收**。為了達成這個目的，絞肉的蛋白質比肉塊的蛋白質更容易吸收，液態的蛋白質也比固態的蛋白質更容易吸收。此外，脂質需要更多的時間消化，所以低脂食材的蛋白質更容易被吸收。

＼除了蛋白質之外／

增肌所需的營養素

要讓肌肉變大除了該攝取蛋白質，還得攝取各種營養素。在此為大家介紹特別重要的營養素。

醣質	是重訓所需的能量，若是攝取不足，肌肉的蛋白質就會分解成能量，所以肌肉會不斷分解
脂質	除了是重訓的能量來源，也是組成人體的重要營養素
維生素B群	幫助營養素代謝。尤其維生素B6能促進蛋白質合成 富含維生素B群的食材 鰹魚　鮪魚　雞柳
維生素D	近年來的研究指出，維生素D能促進蛋白質合成 富含維生素D的食材 鮭魚　秋刀魚　鰹魚

技巧❹ 分量

每1kg體重攝取2.0g，每次攝取20～30g是不二法門

若想增加肌肉量，**每1kg體重必須攝取2.0g的蛋白質**。此外，每餐攝取20～30g的蛋白質，才能有效率地吸收蛋白質，所以建議大家分次分量攝取蛋白質。

例

以體重60kg的男性為例
→ 120g左右的蛋白質
以體重40kg的女性為例
→ 80g左右的蛋白質

健康減重的關鍵就是「PFC平衡」

想要瘦得又健康又美麗是許多人的願望，而讓這個願望得以實現的是與營養攝取有關的「PFC平衡」這個概念。P是蛋白質，F是脂質，C是碳水化合物的意思，而PFC平衡代表的是攝取卡路里之際的3大營養素的比例。一般認為，最佳比例為「蛋白質15%、脂質25%、碳水化合物60%」，只要維持這個比例，以及減少攝取的卡路里，應該就能健康地瘦下來。

話說回來，我們其實很難在生活之中維持這個比例。其實以PFC平衡這個概念減重時，蛋白質可以稍微多一點。將部分攝取的卡路里當成熱量消耗的過程稱為「攝食產熱效應」，而在3大營養素之中，蛋白質的攝食產熱效應最高，約有三成的卡路里會隨著食物被消耗，所以大家可以先記住PFC平衡這個概念，之後若是分不清楚3大營養素的比例，就試著多攝取一點蛋白質。

如果想要讓減重的過程簡單一點，建議大家先從戒掉零食或飲料這些食物開始。此外，要想瘦得健康就得運動。很多人一聽到運動就頭痛，但其實多走一、兩個捷運站也算是運動，所以只需要比平常多活動一點就夠了。

PFC平衡的比較

理想的PFC平衡

例

假設一餐要攝取600kcal

- P 蛋白質→90kcal
- F 脂質→150kal
- C 碳水化合物→ 360kcal

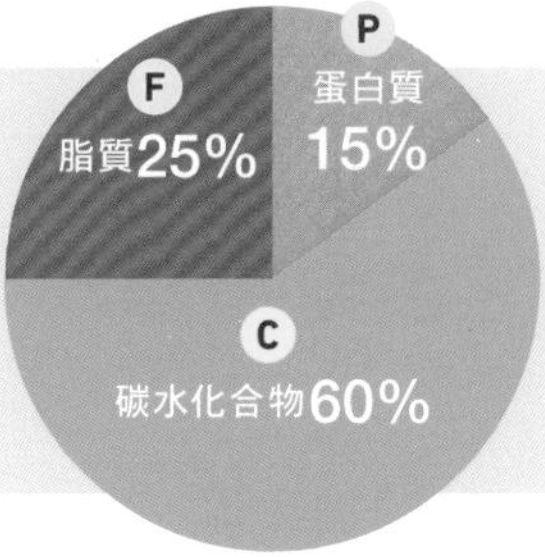

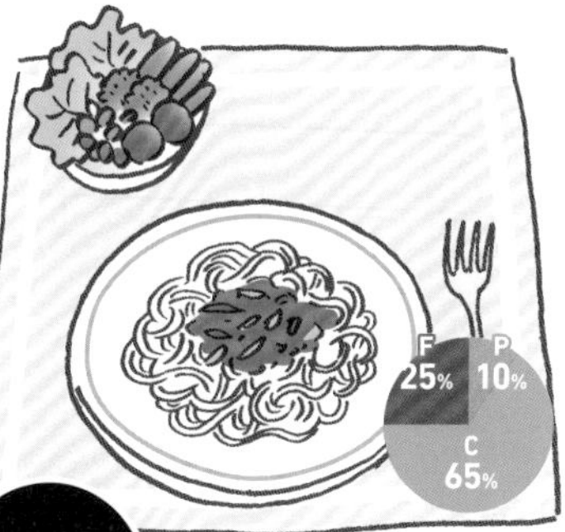

易胖 義大利麵、沙拉

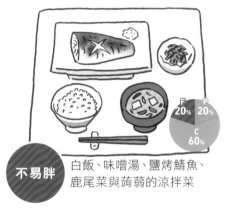

不易胖 白飯、味噌湯、鹽烤鯖魚、鹿尾菜與蒟蒻的涼拌菜

雖然上面2種菜色的卡路里差不多，但是左邊的碳水化合物與脂質較多，所以比較容易胖，反觀右邊的菜色含有較高的蛋白質，所以比較不容易胖。

相對健康的減重3要件

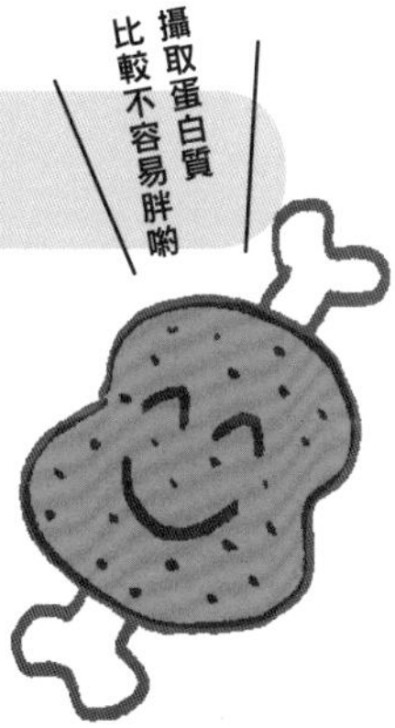

一、要記得攝取蛋白質比較不容易胖

二、減重從戒掉零食與飲料開始

三、記得運動，哪怕只是稍微動動身體也好

身體不適與蛋白質的關係

其實和蛋白質也有關係！

蛋白質與人體各式各樣的功能都有關係，所以蛋白質攝取不足，身體就會有各種不適。肌肉量不足這類外表的變化的確與蛋白質攝取不足有關，但是「慢性疲勞」、「手腳冰冷」、「水腫」這些原因不明的身體不適，其實也有可能是蛋白質攝取不足所造成。

以慢性疲勞為例，我們呼吸的時候會產生「活性氧」這種物質，而這種物質在體內大量累積正是造成慢性疲勞的一大原因。活性氧之所以會在體內大量囤積，很有可能是因為豬肉、雞肉與牛肉攝取不足，因為這些肉類都含有能抑制活性氧，具有強烈抗氧化效果的肽（詳情請參考P64）。此外，許多女性都有手腳冰冷的問題，但這類問題有可能是因為產生熱量的肌肉不足所導致。尤其是很瘦的人，常常會因為蛋白質攝取不足↓肌肉量不足↓手腳冰冷。此外，許多女性也都有水腫的問題，這通常是因為讓組織的水分與血液量保持平衡的白蛋白不足所導致。要注意的是，白蛋白不足不只是因為蛋白質攝取不足，還有可能是因為製造白蛋白的肝臟出了問題。

由此可知，蛋白質不足會造成一些意想不到的影響。下一頁將進一步介紹蛋白質攝取不足所造成的各種身體不適、原因和解決方法。

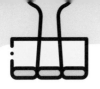

＼不適症狀❶／

肉吃得不夠就會累積疲勞？

慢性疲勞

〈典型範例〉
四十幾歲男性。
擔任中階主管的他每天都過著充滿壓力的生活

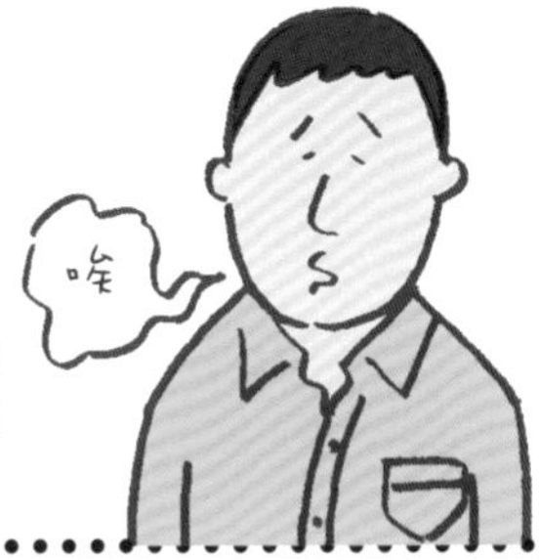

狀態

- 再怎麼補眠也無法消除疲勞的症狀已經超過半年以上
- 稍微活動一下就覺得很累，活動量也大減

主要原因

- 活性氧增加

具有強烈的氧化效果，會傷害正常細胞的「活性氧」增加

- 抗氧化物質攝取不足

能消除多餘「活性氧」的「抗氧化物質」攝取不足

蛋白質攝取不足！

對策

- 攝取具有抗氧化效果的食品

多攝取富含抗氧化效果的維生素C、維生素E與蛋白質的食物

具有抗氧化效果的食品

- 維生素C→黃綠色蔬菜、奇異果、柑橘類水果
- 維生素E→植物油、芝麻、杏仁
- 蛋白質→雞肉、豬肉、牛肉

含有抗氧化效果的「抗氧化肽」這種物質！

危險!! 若是置之不理的話……

- 慢性疲勞有可能是高血壓、糖尿病、心臟病、病毒感染以及其他疾病的警訊
- 如果持續6個月覺得很疲勞，有可能罹患了慢性疲勞症候群！

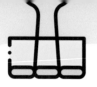

＼不適症狀❷／

攝取蛋白質，增加肌肉量，讓身體熱起來

手腳冰冷

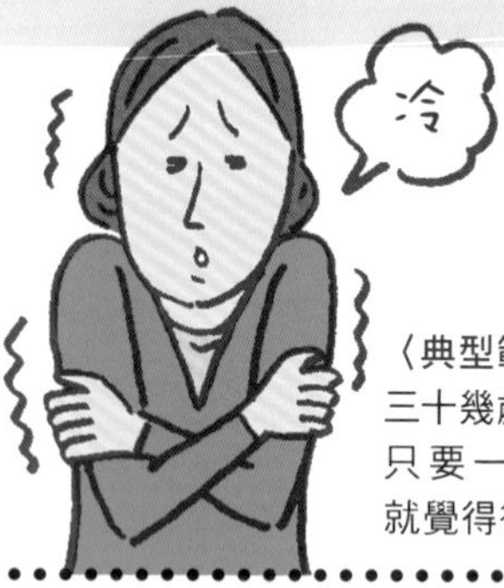

〈典型範例〉
三十幾歲女性。只要一開冷氣就覺得很冷

狀態

● 就算泡澡，沒兩下手腳就很冰冷
● 身體一變冷，就很難熱起來

主要原因

● 自律神經紊亂
自律神經因為壓力還有生活習慣的改變而紊亂

● 肌肉量不足
能製造身體六成熱能的肌肉太少，血流量也不足

蛋白質攝取不足！

對策

繼續運動，產生肌肉，就能打造容易產生熱能的體質！

● 大量攝取蛋白質
蛋白質的「攝食產熱效應」（詳情請參考P54）非常高，所以身體很容易熱起來

● 攝取讓身體熱起來的食材
積極攝取讓身體在靜止不動的時候熱起來的食材，就能讓身體從裡到外熱起來

讓身體熱起來的食材

● 多攝取富含蛋白質的肉類、魚類、黃豆、生薑、蔥、韭菜、大蒜、根莖類蔬菜等

❗ 危險!! 若是置之不理的話……

● 如果執行上述的對策也無法改善，有可能已經生病了！

膠原病　細胞的結締組織出現異常，關節變得腫脹或疼痛

甲狀腺機能低下症　甲狀腺荷爾蒙的分泌不足，造成各種不適症狀

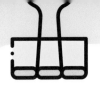

＼不適症狀❸／

血液中的蛋白質或許是原因！

水腫

〈典型範例〉
四十幾歲女性。最常見的情況就是起床的時候，臉變得很腫

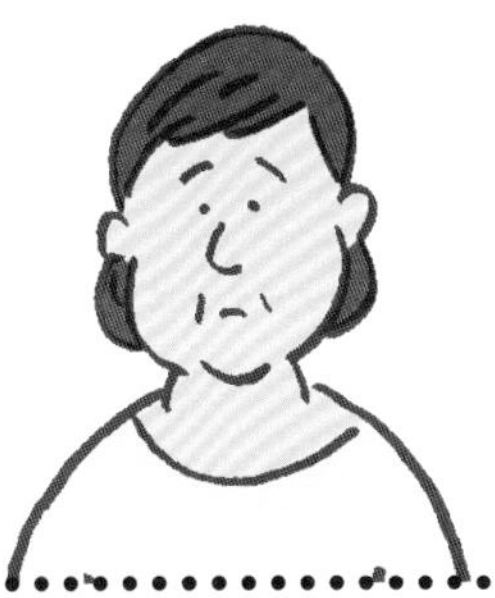

狀態

●早上起床時，臉非常腫
●下午的時候，腳變得很腫，穿不進船型高跟鞋

主要原因

●過度攝取水分與電解質
在細胞之間負責搬運營養、老舊廢物的體液異常增加

●血液中的白蛋白不足
血液中的蛋白質之一的白蛋白不足

蛋白質攝取不足！

對策

●大量攝取蛋白質
多攝取白蛋白原料的蛋白質

血液裡的白蛋白若是變多，就能排除多餘的水分，也能緩解水腫的問題！

●多按摩
踮腳尖或是小腳肚按摩

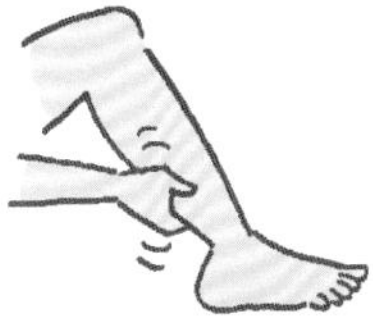

輕輕地按摩腳踝到膝蓋這個部分

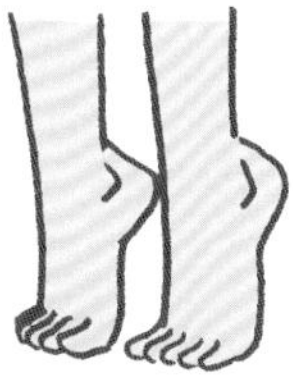

反覆踮腳尖，讓腳跟上下移動

❗ 危險!! 若是置之不理的話……

●有可能會出現腎功能衰竭、心臟衰竭、肝硬化、甲狀腺機能低下症

肝硬化 肝臟變硬，表面變得坑坑巴巴，無法正常發揮功能的狀態

不只這些！

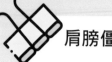

蛋白質攝取不足的各種身體不適

肩膀僵硬、腰痛

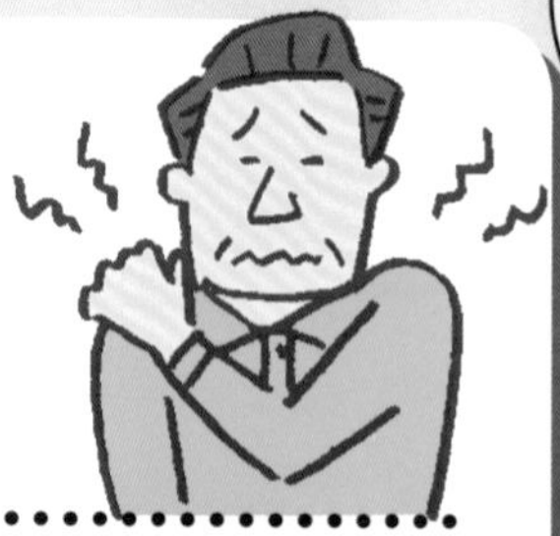

●除了血液循環不良與壓力之外，肌力不足也會有這些問題！

肩膀僵硬通常是因為血液循環不良所造成，但其實肌力不足也是原因之一。假設蛋白質攝取不足，負責支撐全身的脊椎周邊肌肉就會減少，也就無法撐住身體，久而久之就會出現肩膀僵硬的問題。

多攝取蛋白質解決！

攝取富含蛋白質的食材，預防肌力下滑

建議多攝取雞柳這類富含蛋白質的食材，這類食材還能有效改善血液循環。

建議食材

雞胸肉、雞柳等

其他的解決方法

多攝取維生素E與檸檬酸

維生素E能促進血液循環，檸檬酸則可以加速疲勞物質分解。

建議食材

杏仁、柑橘類水果、梅乾等

貧血

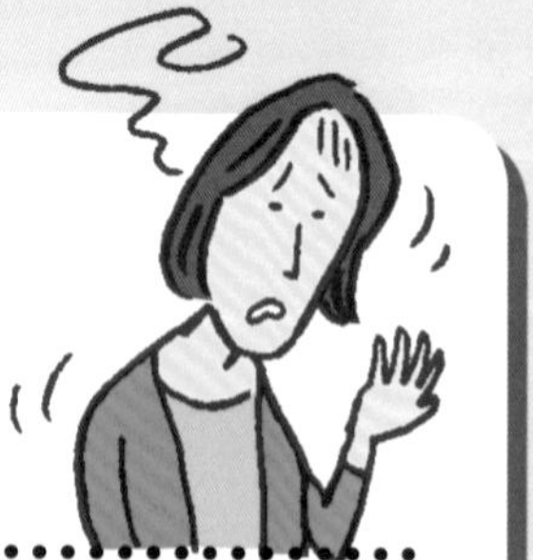

●以鐵質、蛋白質為原料的血紅蛋白不足

許多女性都有貧血的問題，而這個問題通常是因為在血液之中，負責搬運氧氣的血紅蛋白低於正常值所導致。血紅蛋白的主要原料是鐵質與蛋白質，所以貧血很有可能是因為這2種原料的其中一種攝取不足所導致。

多攝取蛋白質解決！

攝取同時含有鐵質與蛋白質的食材

肉類、肝臟都是能幫助我們攝取大量鐵質與蛋白質的食材。

建議食材

海鮮、肝臟、黃豆等

其他的解決方法

其實維生素B群也很重要

要造血以及吸收鐵質，維生素B2、維生素B6、維生素B12是不可或缺的物質。

建議食材

蜆、蛤蜊、牡蠣等

掉髮

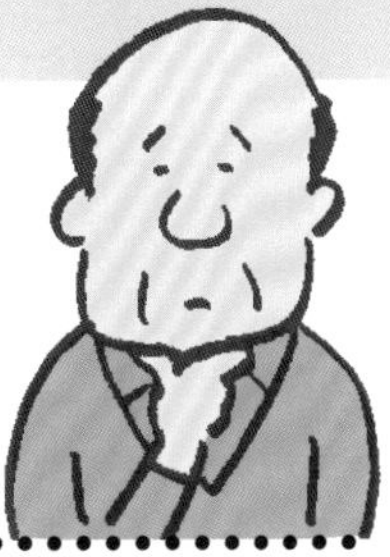

●大量攝取蛋白質與均衡的營養

毛髮幾乎都是由角蛋白組成，所以要留住毛髮，就少不了蛋白質。話說回來，掉髮與「頭皮的血液循環不良」、「毛孔被皮脂堵塞」這些原因也有關係，所以還是得均衡攝取礦物質與維生素。

多攝取蛋白質解決！

建議食材為肝臟與黃豆

肝臟含有大量的蛋白質與鋅，黃豆含有異黃酮，這些營養素都能有效改善掉髮問題。

建議食材

肝臟、黃豆等

其他的解決方法

多攝取富含維生素的水果

建議多攝取富含維生素B群、維生素C、維生素E的柑橘類水果。

建議食材

柑橘類水果等

拉肚子

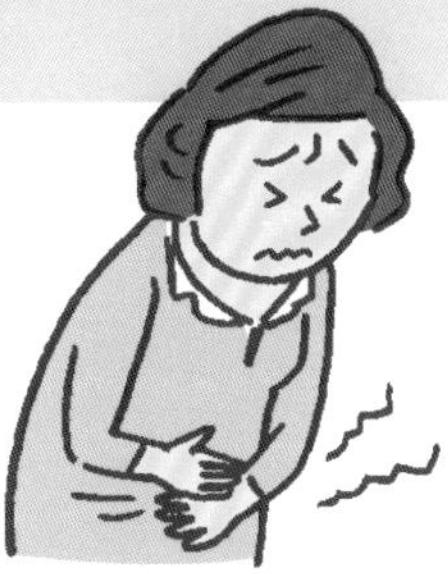

●消化酵素不足也是拉肚子的原因

蛋白質是消化酵素的原料，所以攝取不足就會導致消化不良與拉肚子。要注意的是，肉類的脂質不太容易消化，所以攝取脂質含量過高的肉類反而會適得其反。肉類的膳食纖維很少，過度攝取會讓腸道環境變糟，還會造成拉肚子。

多攝取蛋白質解決！

攝取脂質較少的肉類與魚肉！

建議的食材是脂質含量較少的雞柳、瘦肉、白肉魚、雞蛋與黃豆等。

建議食材

瘦肉、白肉魚、黃豆等

其他的解決方法

利用膳食纖維改善腸道環境

要調理腸道環境就要多攝取膳食纖維，保持腸道細菌的平衡。

建議食材

海藻類、牛蒡等

疾病等於蛋白質異常？

其實癌症與蛋白質有關

前一節介紹了在蛋白質攝取不足之際發生的不適症狀，但其實蛋白質與攸關性命的疾病也有關係。

比方說，日本人死因第一名的癌症、失智症元凶的阿茲海默症、因肌肉異常引發各類合併症的先天性肌失養症，都被認為與蛋白質的「異常」有關係。

一般來說，癌症是因為促進細胞分裂的遺傳基因，或抑制細胞分裂的遺傳基因受損，細胞恣意分裂所造成的。

這當然也是癌症的機制之一，但聽從遺傳基因的命令運作的是蛋白質，促進細胞分裂的蛋白質，或抑制細胞分裂的蛋白質異常，往往是造成癌症的直接原因。

其實遺傳基因本來就會受損，但是當遺傳基因無法修復，也就是抑制癌症的遺傳基因無法正常運作時，蛋白質就會發生異常，最終導致癌症發生。

阿茲海默症或是先天性肌失養症的發病機制則會等到P88再介紹。

或許大家不太了解疾病，但其實可以想像成多數的疾病都與「蛋白質異常」有關係。

讓癌症發病的蛋白質

健康的人的細胞

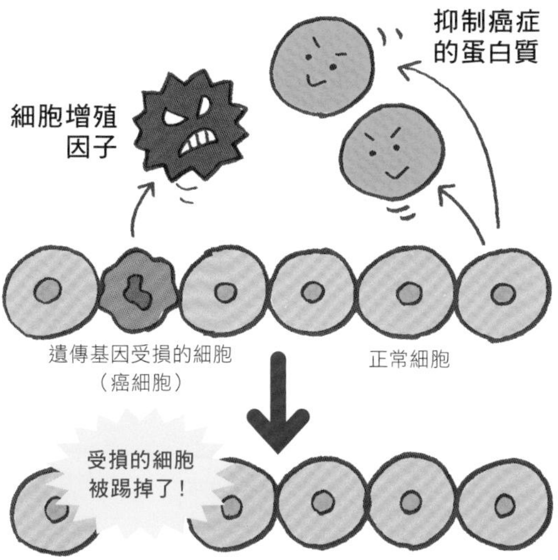

「細胞增殖因子」與「抑制癌症的蛋白質」互相攻擊！

遺傳基因受損的細胞，會產生促進細胞分裂的「細胞增殖因子」（蛋白質的一種），而正常的細胞則會產生「抑制癌症」的蛋白質。

「抑制癌症的蛋白質」勝利！

癌症發作的人的細胞

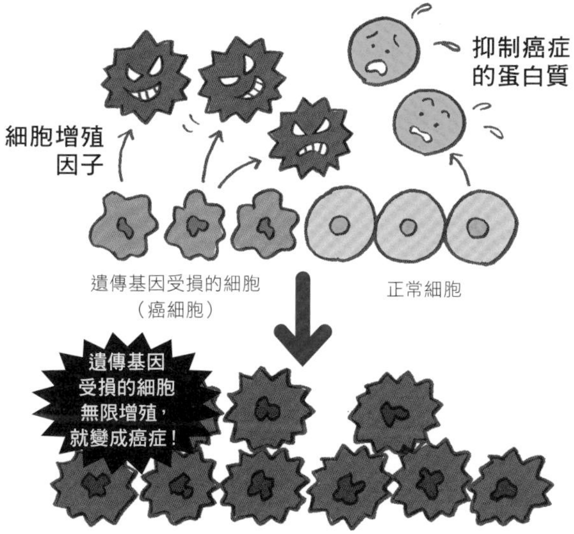

「細胞增殖因子」與「抑制癌症的蛋白質」再次交戰！

與健康的人一樣，遺傳基因受損的細胞會產生「細胞增殖因子」，正常的細胞會產生「抑制癌症」的蛋白質。

「細胞增殖因子」的勝利

↓

癌症發作

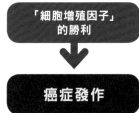

特定的蛋白質有改善不適的效用

前面的章節已經提過許多疾病都與「蛋白質異常」有關，但目前已知的是，與人體各種功能息息相關的蛋白質也有改善不適症狀的效果。

最具代表性的應該是乳鐵蛋白。這種存在於人類母乳、眼淚或優格的蛋白質，向來被認為具有提升寶寶免疫系統的效果，後續的研究也發現，這種蛋白質具有抗菌、抗病毒、抗氧化的效果，還具有促進鐵質吸收、改善貧血、提升骨質密度以及各種效果，甚至最近的研究還指出，這種蛋白質能有效減少內臟脂肪，也被申請為日本「機能性表示食品制度」的第一號的食品。

牛奶含有微量的MBP®（牛奶鹼性蛋白），而目前已知的是，MBP®這種蛋白質能活化與骨頭代謝有關的細胞，讓骨骼變得更強壯。市面上也有含有MBP®這類萃取成分的營養補充劑與特定保健食品或飲料。

除了蛋白質之外，由2～50個胺基酸組成的肽也有降血壓、鎮痛、消除疲勞這些作用。下一頁將為大家進一步介紹上述的物質。

改善身體不適與疾病的蛋白質與肽

功能最多的機能性紅色蛋白質
蛋白質 乳鐵蛋白

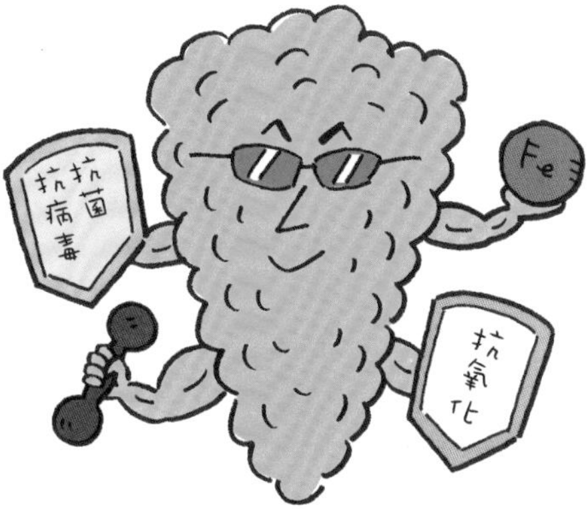

母親生產後的幾天之內，分泌的母乳會含有許多乳鐵蛋白，而乳鐵蛋白能充分照顧寶寶的健康。這種顏色偏紅的乳鐵蛋白，除了下列介紹的效果，還能調整腸道環境和加速傷口癒合。

富含這種物質的東西

- 牛奶、優格、天然起司、母乳、眼淚等

預期效果

- 擁有強力抗菌、抗病毒的效果
- 抗癌、抗氧化效果
- 改善貧血
- 促進骨骼形成
- 減少內臟脂肪　等

牛奶能讓骨骼強壯，全是因為這個？
蛋白質 MBP®

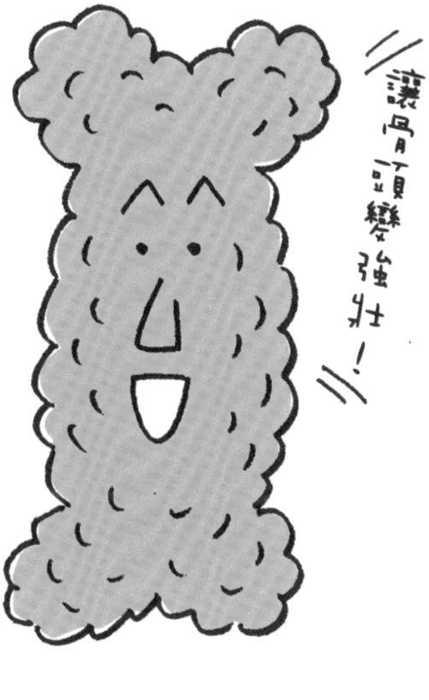

MBP®能增加合成骨骼的成骨細胞，也能促進成骨細胞的膠原蛋白合成，讓骨骼變得更強壯。此外，還能抑制侵蝕骨頭的蝕骨細胞的活性。

富含這種物質的東西

- 牛奶等

預期效果

- 提升骨質密度，讓骨頭變得更強壯

※MBP®是日本雪印惠乳業株式會社的登錄商標

或許可以透過飲食降血壓！
肽 血管收縮素轉換酶（ACE）抑制肽

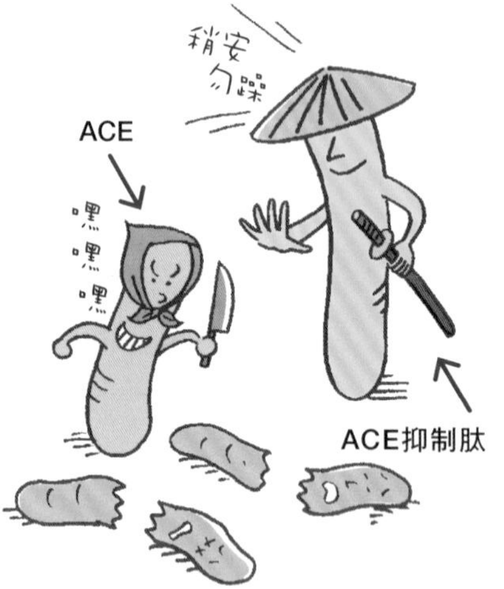

ACE（血管收縮素轉換酶）可以製造提升心臟收縮力，拉高血壓的肽，而這種抑制肽可以抑制「ACE（血管收縮素轉換酶）」的活性。市面上有這種專為高血壓病患設計的特定保健食品。

富含這種物質的東西

- 牛奶、黃豆、沙丁魚、柴魚片等

預期效果

- 降血壓

簡直就是嗎啡！體內自行分泌的腦內毒品
肽 類鴉片肽（例如腦內啡）

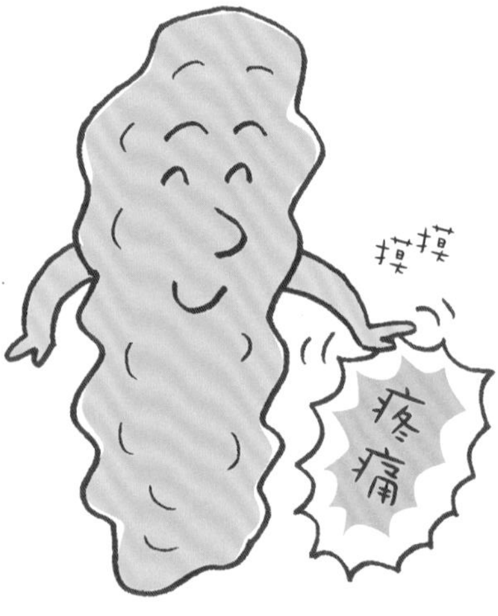

類鴉片肽是具有嗎啡這類強力鎮痛效果的肽的總稱，會在身體遭遇危機時在體內分泌，紓緩疼痛與壓力。

富含這種物質的東西

- 牛奶、小麥等

※要注意的是，食品之中的類鴉片肽沒什麼功效

預期效果

- 鎮痛

源自京都的嗎啡，所以是這個名字

肽 京都酚

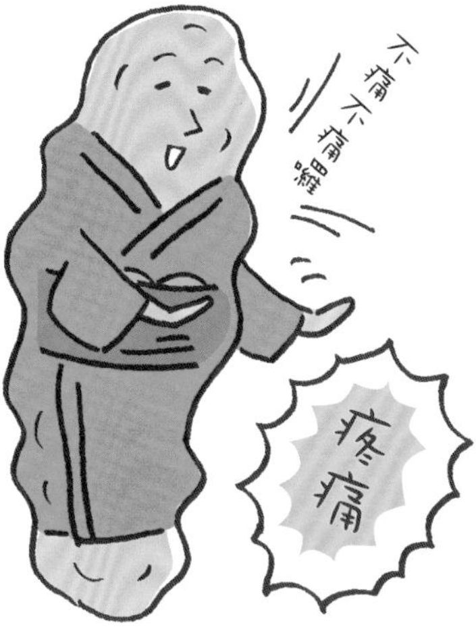

1979年，日本研究家首次從牛腦萃取能有效鎮痛的肽。由於是在京都發現，又與嗎啡的功效類似，所以便如此命名。

富含這種物質的東西

- 牛腦等

預期效果

- 鎮痛

能改善疲勞，常見於海洋生物的肽

肽 鯨肌肽

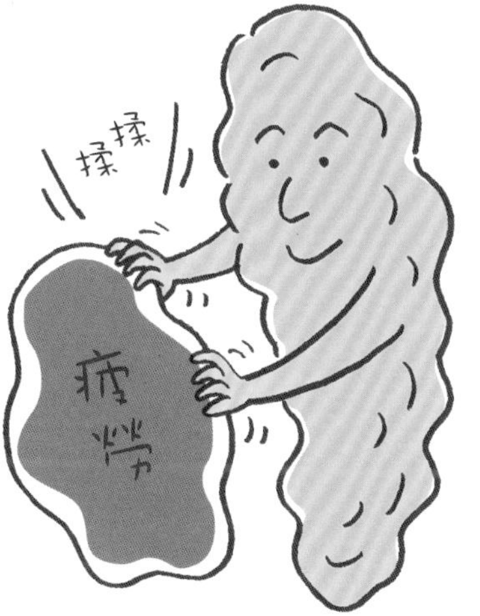

這是從鬚鯨、抹香鯨、帆立貝發現的蛋白質。一般認為，鯨魚就是因為有這種鯨肌肽才能長時間游泳，於人體也有消除疲勞的效果！

富含這種物質的東西

- 鬚鯨、抹香鯨、條紋原海豚、帆立貝等

預期效果

- 預防疲勞
- 快速消除疲勞
- 預防失智症

Chapter 2-7

失眠的人必看！胺基酸之一的甘胺酸能提升睡眠品質！

睡眠問題是造成身體不適、精神壓力的原凶，據說每5個日本人，就有一個有這類問題。

睡眠問題可從睡多久時間的「量」，以及睡得多麼熟的「質」探討之餘，一般認為，在轉換成蛋白質或肽之前，仍是胺基酸狀態的甘胺酸能夠同時改善睡眠的「量」與「質」。

當我們手腳末梢的溫度上升與釋放熱能，深層的體溫（核心溫度）也開始下降時，我們就會睡著。目前已知的是，在睡覺之前攝取甘胺酸，可以讓腳部的表面溫度上升，促進釋放熱能的速度，也能讓身體深層的體溫下降，如此一來，我們便能緩緩墜入夢鄉，進而改善睡眠的「量」。

另一方面，若想讓淺眠（快速動眼期睡眠）與深層睡眠（非快速動眼期睡眠）交互出現，提升睡眠的「質」，最好是能快速進入深層睡眠（慢波睡眠）。甘胺酸能讓我們快速進入深層睡眠，還能拉長深層睡眠的時間，讓我們睡得更加安穩。

雖然在左頁介紹的食品都含有甘胺酸，但有睡眠問題的人，不妨試試含有甘胺酸的營養補充品。

改善睡眠的「質」與「量」！甘胺酸的2個祕密

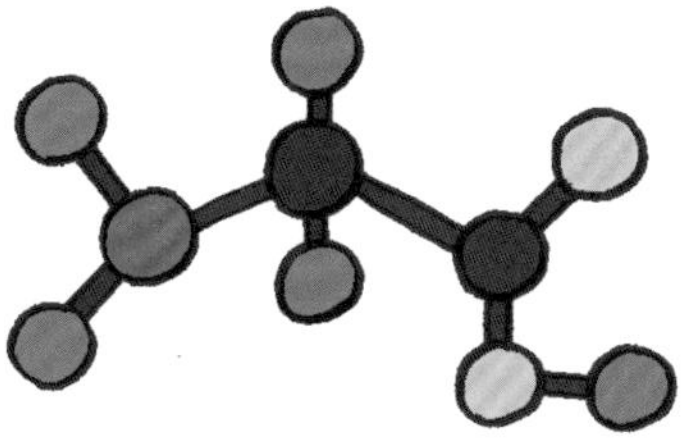

甘胺酸

甘胺酸是人體能自行製造的非必需胺基酸之一。除了能合成膠原蛋白，還是血紅蛋白或神經傳導物質的原料。

富含甘胺酸的食材
- 蝦子
- 帆立貝
- 螃蟹
- 烏賊
- 梶木鮪

睡眠的 質　快速進入深層睡眠

目前已知的是，甘胺酸能讓我們快速進入「慢波睡眠」這種深層睡眠的狀態，也能拉長深層睡眠的時間，肌肉與皮膚也將在這段期間快速修復。

↓

幫助我們緩緩進入夢鄉！

睡眠的 量　讓腳部表面溫度上升，釋放熱能

甘胺酸能讓腳部的末梢神經增加血流量，加速熱能往體外釋放，讓身體深層體溫因此下降，也幫助我們快速進入夢鄉。

↓

讓身體深層體溫降低，變得更好睡！

\ 注意！/

正在服用思覺失調症相關藥物的人，應避免攝取甘胺酸

有意見指出，甘胺酸會讓特定的精神病藥物的效果減弱，所以最好不要同時攝取。

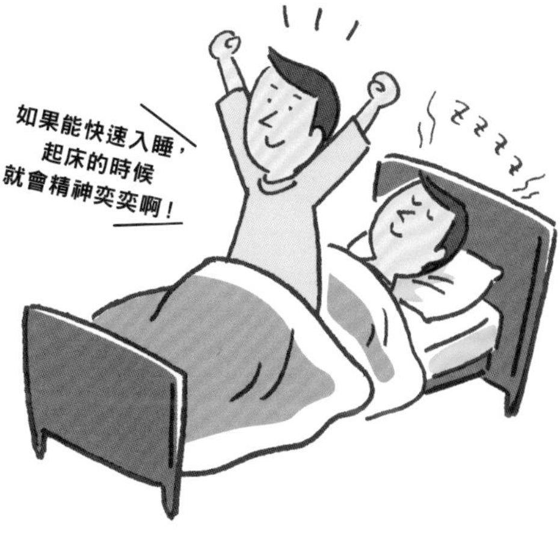
如果能快速入睡，
起床的時候
就會精神奕奕啊！
zzzz

大家知道嗎？蛋白質對心理疾病也有明顯的影響

據說人類大腦有100億或1000億個負責傳遞資訊的神經細胞，我們的情緒或是思考則是在這個傳遞資訊的過程之中產生。雖然神經細胞是透過電子訊號傳遞資訊，但是在將資訊傳遞給其他的神經細胞時，細胞的突觸會釋放「神經傳導物質」，當其他的神經細胞接收這個物質，也等於接收了資訊。

神經傳導物質的種類非常多，有讓人感到喜悅或快樂的多巴胺、讓精神穩定的血清素，以及讓人感到恐懼或興奮的副腎上腺素，而神經傳導物質的主要原料是胺基酸，所以要讓大腦正常運作，以及保持心情平穩，就少不了蛋白質的幫助。

患有憂鬱症、思覺失調症、恐慌症的精神病患往往是因為生活環境、生活壓力或是各種因素而發病，但現在認為神經傳導物質不足也是發病的因素之一。

話說回來，就算大量攝取蛋白質，也沒辦法立刻改善神經傳導物質分泌不足的問題，而這也是精神疾病如此棘手的原因。與肌肉不同的是，大腦有一套被稱為血腦障壁的系統，可阻止有害物質進入大腦，所以要增加大腦的特定神經傳導物質，必須根據症狀或是身體狀況調整治療方式。

與情緒有關的神經傳導物質

多巴胺

讓人感到喜悅與快樂的神經傳導物質，喝酒會開心都是因為大腦分泌了這個物質

血清素

能讓精神保持穩定的神經傳導物質，一旦分泌不足，就有可能會陷入恐慌

副腎上腺素

讓我們感到恐懼、驚訝、興奮的神經傳導物質，能活化交感神經以及讓血壓上升

麩胺酸

與認知、記憶、學習這類大腦機能有關，過度分泌會導致神經細胞異常

GABA（γ-胺基丁酸）

能抑制交感神經的活性，讓我們不要太過興奮，也能緩和壓力

甘胺酸

能有效抑制交感神經的的神經傳導物質，效果僅次於GABA

在大腦裡面的情緒是如此傳遞的！

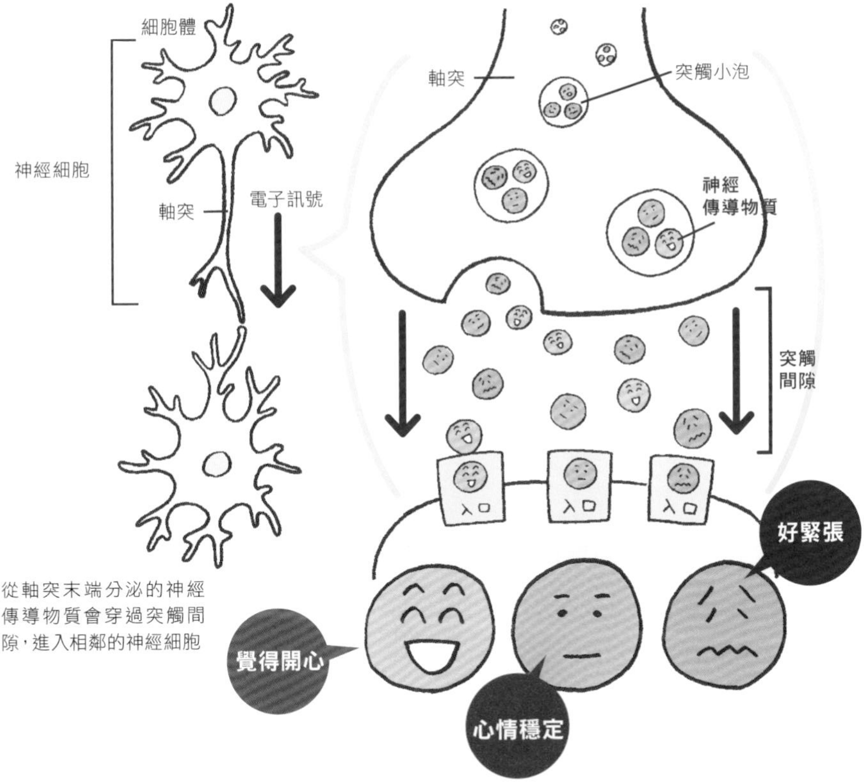

從軸突末端分泌的神經傳導物質會穿過突觸間隙，進入相鄰的神經細胞

利用蛋白質 穩定心靈的方法

造成壓力、憂鬱症與睡眠障礙的凶手！

血清素不足的人

要分泌血清素，就必須將色胺酸運到大腦，但是大腦的入口不會分辨色胺酸與其他同種類的胺基酸，不管是何種胺基酸都是照單全收，所以我們必須多攝取鮭魚或香蕉，提升色胺酸的濃度，減少同類型的胺基酸。

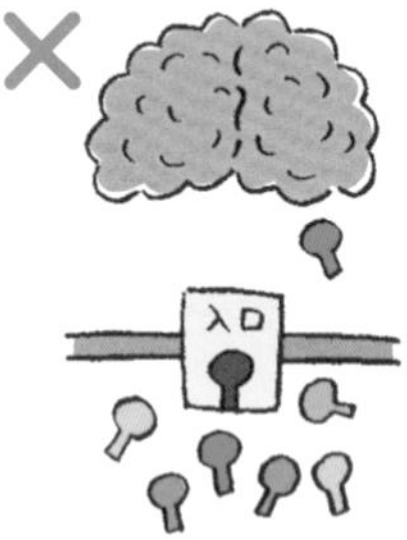

色胺酸 無法進入大腦

有許多胺基酸與色胺酸的類型相同，例如BCAA或是甘胺酸都是其中一種

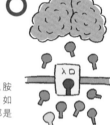

色胺酸 得以進入大腦

提升色胺酸的濃度，限制其他的胺基酸進入大腦，色胺酸就能順利運入大腦

讓心情感到煩燥與不安

GABA不足的人

GABA的原料是麩胺酸，每當遇到壓力或是腸道出了問題，就會優先利用麩胺酸解決這類問題，換言之，要讓GABA運至大腦就必須減緩壓力以及調理腸道環境。此外，GABA需要維生素B6才能合成。

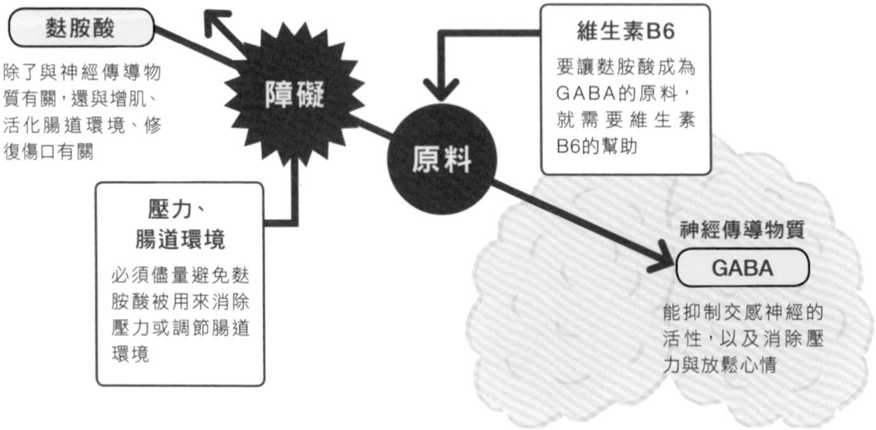

穩定心情的基本食譜

蛋白質、鐵質

神經傳導物質的主要原料

神經傳導物質的主要原料除了蛋白質，還有鐵質，因為鐵質是讓胺基酸轉化為神經傳導物質所需的礦物質

富含這類物質的食材
- 牛肉
- 肝臟

維生素B群

與神經傳導物質的製造有關

要製造神經傳導物質就少不了維生素B群。素食主義者比較容易缺少維生素B12

富含這類物質的食材
- 肝臟
- 鰹魚

膳食纖維

調節腸道環境

就調節腸道環境而言，膳食纖維是非常重要的營養素，但還是該優先攝取蛋白質

富含這類物質的食材
- 海藻類
- 菇類

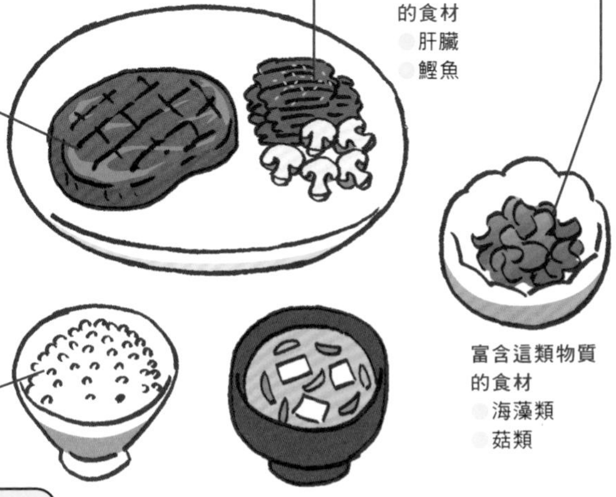

醣質

雖然是很重要的營養素，但要注意攝取方式

要讓蛋白質用於製造神經傳導物質，而不是轉化為能量的話，就需要醣質的幫忙，但是當血糖值突然飆高，導致胰島素大量分泌之後，又會為了提升血糖值而分泌令人情緒緊張的腎上腺素，所以千萬要注意攝取醣質的方式

危險的血糖值上升方式

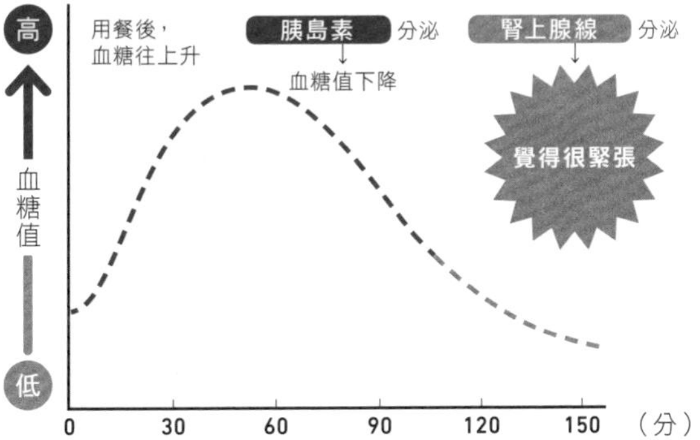

Chapter 2-9

超過60歲的人要注意！大家聽過肌少症與衰弱症嗎？

大家知道在醫療、老年看護、健身這些領域蔚為話題的「肌少症」與「衰弱症」是什麼意思嗎？

所謂的肌少症就是「肌耐力與肌肉量流失」的症狀。造成這個症狀的原因有很多，例如「年老」、「蛋白質攝取不足」、「活動量不足」與「疾病」都是其中之一，這種症狀也很可能讓生活品質變差。當我們年齡越來越大，肌肉量也會跟著減少，尤其在過了60歲之後，肌肉量會減少得特別快，所以請大家記住一點，只要年齡越來越大，肌少症就有可能找上門。

衰弱症則是「身心隨著年紀增長而變得衰弱的狀態」，也就是在「身體」、「心理」以及「社會、生活環境」這3個領域的能力衰退，健康變得容易出問題的狀態。

衰弱症是介於「健康」與「需要看護」之間的狀態，許多年長者都是先出現衰弱症，之後才需要看護。許多人以為一旦需要看護，就再也無法恢復原本的狀態，但其實只要經過適當的處置，就能改善衰弱症的問題，重新找回健康。

如果不希望年老的時候，出現「肌少症」或「衰弱症」這類症狀，最好能趁早培養適度運動的習慣，以及盡可能透過飲食攝取足夠的蛋白質。

什麼是肌少症？

誰都有可能遇到的生理機能下滑的症狀

肌少症的英文Sarcopenia，是由希臘語的「sarx（肌肉）」與「penia（減少）」組成的單字，有時也會被稱為**「老年肌肉衰弱現象」，意思就是肌耐力隨著年老下滑的症狀**。如果只有年齡這個因素，就稱為一級肌少症，如果是因為「臥病在床導致運動量不足」、「臟器無法正常運作的疾病」與「營養不足」的話，就稱為二級肌少症。

年老｜蛋白質攝取不足
活動量不足｜疾病

↓

肌耐力與生理機能下滑

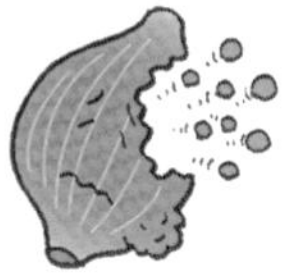

肌少症的簡易診斷

不同的地區有不同的診斷方式，下列是國立長壽醫療研究中心專為日本人進行的「老化長期縱貫性研究」。

這差不多是能在綠燈的時候走過斑馬線的速度！

65歲以上的男女

↓

普通的步行速度低於1m／秒，男性的握力低於25kg，女性的握力低於20kg

YES! → **BMI（※）小於18.5或是小腿腿圍小於30cm**

NO! → **正常**

小腿腿圍就是小腿肚最粗的圍長

BMI（※）小於18.5或是小腿腿圍小於30cm：

YES! → **肌少症**

No! → **雖然衰弱，但還稱不上是肌少症**

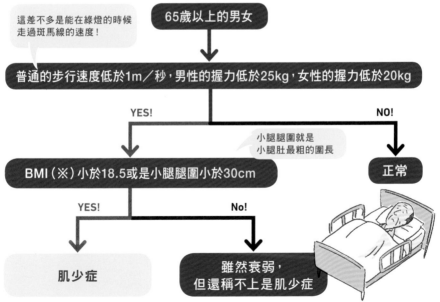

※BMI=體重（kg）÷（身高[m]×身高[m]）

什麼是衰弱症？

因為年老而各方面變得虛弱的症狀

衰弱症的英文為「Frailty」，而這個單字的意思就是「衰弱」，指的是**身心的各項能力因為年老而衰退，容易出現健康問題的狀態**。衰弱症是介於健康與需要看護之間的階段。

衰弱症示意圖

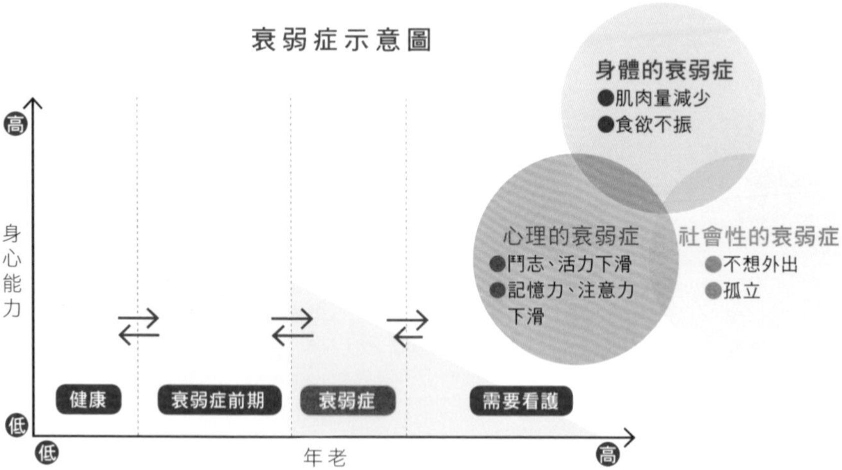

衰弱症的評估基準

1	**半年內，體重減少了2～3kg**
2	**最近這2週覺得莫名疲勞**
3	**散步或做其他運動的次數，每週不到1次**
4	**走路的速度變得比以前慢（沒辦法在綠燈結束之前穿過馬路）**
5	**慣用手的握力不足。男性的話，低於26kg，女性的話，低於18kg（轉不太開寶特瓶的瓶蓋）**

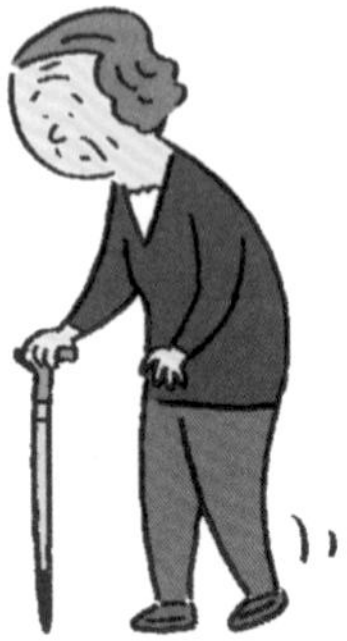

如果符合上述項目之中的3個或以上，就算是出現了衰弱症，如果符合1～2個，則代表出現了前期的衰弱症

肌少症與衰弱症的關係

肌少症也是造成衰弱症的原因之一，年長者若是陷入這個循環，最終有可能會需要看護！

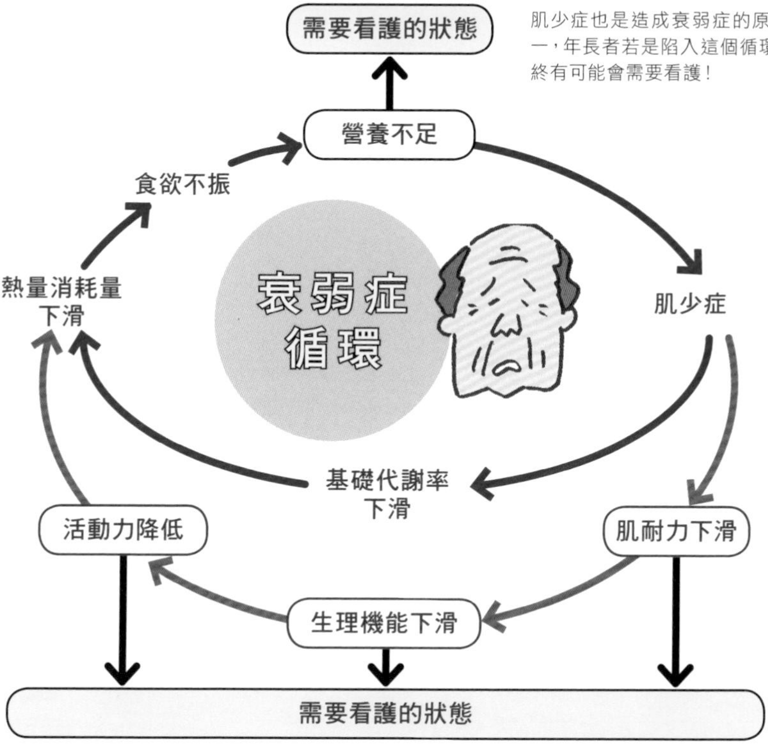

避免需要看護的方法

對策

1 飲食

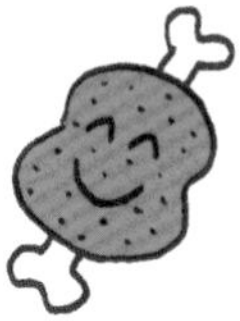

要避免肌耐力下滑，就要多攝取蛋白質

要避免肌耐力下滑，蛋白質是不可或缺的營養素。年長者的吸收能力通常大不如前，所以蛋白質的攝取量應該維持在每1kg體重攝取1.2g（詳情請參考P24）。

對策

2 運動

從可負擔的運動開始，並且持之以恆

由於不常使用的肌肉會流失，所以要記得多運動。要注意的是，突然開始運動，很有可能會受傷，所以請從可負擔的運動開始，之後再慢慢拉高強度。重點在於持之以恆地運動。

隨著身體的成長增量！小孩子非常需要蛋白質

這社會似乎流傳著「小孩子喝高蛋白就會停止成長」的謠言，不過讀到這裡的讀者應該都已經知道，這完全是胡說八道。與身體各項機能有關的蛋白質是孩子成長必需的營養素，如果要替挑食的孩子補充蛋白質，高蛋白粉是不錯的選擇。

此外，孩子和大人不一樣，每年需要的蛋白質會不斷增加。日本厚生勞動省的「日本人飲食攝取基準」指出，6～7歲的孩子應該每天攝取25g的蛋白質，10～11歲的孩子則該每天攝取40g，最理想的方式就是依照年齡增加攝取的蛋白質量。

與身體成長與長高息息相關的是「成長荷爾蒙」，這種荷爾蒙是從腦下垂體分泌，可在骨骼、肌肉與全身臟器的細胞促進蛋白質合成以及細胞增殖。能促進這種成長荷爾蒙分泌的，是精胺酸這種非必需胺基酸，這種胺基酸在體內合成的量有限，所以成長中的孩子應多攝取富含精胺酸的食材。

除了重視營養的攝取，成長荷爾蒙的分泌也與規律的睡眠，以及適度運動這類生活習慣有關係。

小孩需要的蛋白質量會一口氣增加

蛋白質的飲食攝取基準（部分摘要）

	男性		女性	
	預測的平均必需量（g/1日）	建議量（g/1日）	預測的平均必需量（g/1日）	建議量（g/1日）
1～2歲	15	20	15	20
3～5歲	20	25	20	25
6～7歲	25	35	25	30
8～9歲	35	40	30	40
10～11歲	40	50	40	50
12～14歲	50	60	45	55
15～17歲	50	65	45	55

1.6倍

18歲之後，預測的平均必需量就會固定，但在7歲到10歲這段期間，蛋白質的必需量成長了1.6倍

精胺酸是幫助成長的重要胺基酸

大人的精胺酸可由麩胺酸合成，但小孩的身體無法合成足夠的量，所以需要另外攝取。要注意的是，過度攝取會導致腹痛。

含有精胺酸的食材

- 雞肉、牛肉、豬肉
- 蝦子
- 鮪魚
- 納豆
- 豆腐

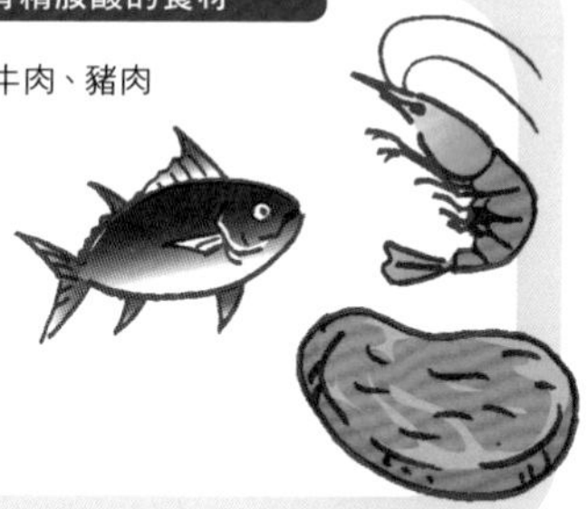

還有其他！

除了蛋白質之外，成長必需的營養素

成長期非常需要幫助骨骼合成的鈣質與維生素D，尤其是該攝取比大人更多的鈣質。此外，蛋白質的合成也需要鋅的幫助。

維生素D	沙丁魚、秋刀魚、香菇等
鈣質	乳製品、豆腐、納豆等
鋅	牡蠣、豬肝、納豆、雞蛋等

攝取不足與過度攝取都不行！蛋白質過度攝取的話……

到目前為止多次提到要維持健康，就必須攝取充分的蛋白質，但是過猶不及，**過度攝取蛋白質也會危害健康**。

第一點就是**礦物質攝取不足的風險**。肉類、魚類、乳製品都是蛋白質含量豐富的食材，也都會讓體質轉成酸性，所以若是過度攝取這類食材，用於保持體內環境平衡的鈣與鉀這類鹼金屬就會被消耗，導致礦物質不足的問題。尤其當鈣質不足時，很有可能罹患骨質疏鬆症這類疾病。

第二點就是腸道環境有可能會失調。人體的腸道裡面存在著對身體有益的好菌、對身體有害的壞菌，以及不屬於任何一邊的中間菌，這些腸道細菌會在數量上維持平衡，幫助人體代謝。假設吃太多肉，壞菌的活性就會增強，腸道環境就會變差，就有可能引起身體不適或是疾病這類問題。

此外，如果過度攝取蛋白質的話，「尿道結石」與變胖的風險也會增加。詳情請參考P82的解說。

如果只是一、兩天過度攝取還無所謂，但如果長期都是這樣就很危險。如果覺得自己攝取太多蛋白質，請記得重新檢視一下自己的飲食習慣。

如果長期維持這種飲食，就會過度攝取！

若是體重60kg的男性，一天所需的蛋白質為60g，每餐攝取20g最為理想

早餐

早餐吃起司、優格、火腿蛋，補充足夠的蛋白質

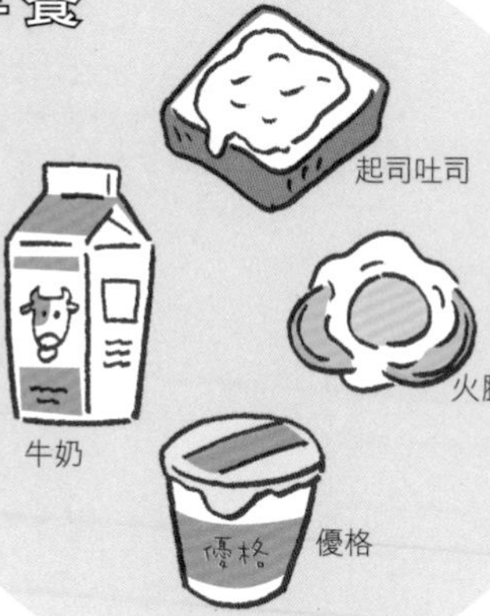
起司吐司
火腿蛋
牛奶
優格

蛋白質約31.6g
11.6g OVER！

午餐

趁著工作空檔，在公司附近的餐廳吃鮭魚套餐

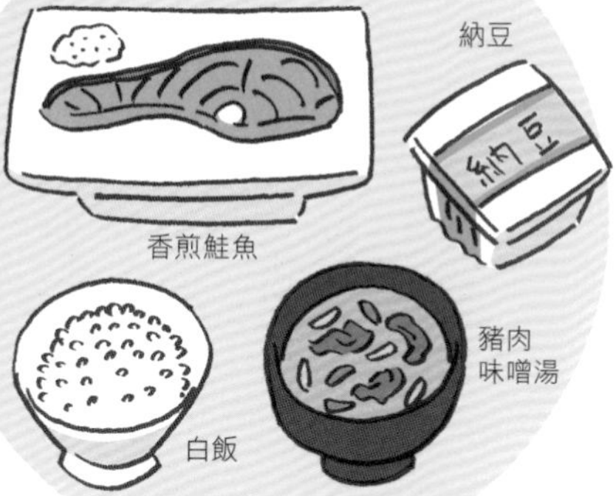

蛋白質約34.3g
14.3g OVER！

晚餐

晚上通常是聚餐。把串燒、炸雞、烏賊一夜干這些食物當成下酒菜

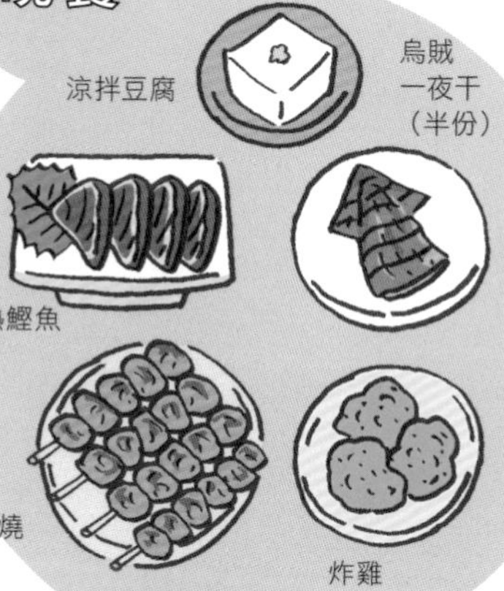
涼拌豆腐
烏賊一夜干（半份）
半熟鰹魚
串燒
炸雞

蛋白質約89.0g
69.0g OVER！

一整天攝取的蛋白質約155g
遠遠超過了95g！

這些菜色看起來沒什麼問題，但是蛋白質的攝取量超過150g。聚餐通常會一口氣攝取很多蛋白質，所以一定要特別注意！

罹患重病的風險將於下一頁介紹！

過度攝取蛋白質的 4大風險

風險 1

礦物質不足會引起各種身體不適與疾病

蛋白質會讓體質變成酸性，所以**骨頭裡的鈣質或其他的礦物質會分解，以便中和酸性**。目前雖然還沒有明確的證據指出，過度攝取蛋白質與骨質疏鬆症有直接關係，但罹患骨質疏鬆症的風險會升高，所以還是得多注意。

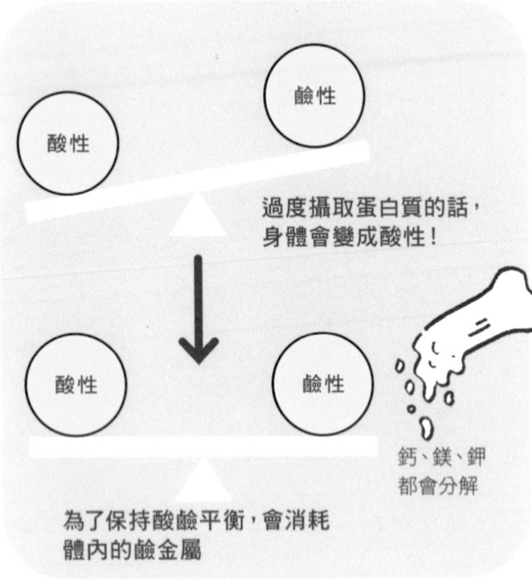
酸性
鹼性
過度攝取蛋白質的話，
身體會變成酸性！
酸性
鹼性
鈣、鎂、鉀
都會分解
為了保持酸鹼平衡，會消耗
體內的鹼金屬

缺乏鈣質	骨質疏鬆症、動脈硬化、高血壓等
缺乏鎂	生活習慣病、腳抽筋、心肌梗塞、腦中風等
缺乏鉀	疲勞、水腫、便祕、手腳麻痺、心律不整、腸阻塞等

風險 2

腸道環境變差有可能便祕，更糟的是有可能惡化成大腸癌！

如果拚命吃肉，不顧營養均衡，大腸桿菌這類壞菌就會增加，腸道環境就會失衡。一般認為，**吃太多肉會導致罹患大腸癌的風險增高，所以千萬要注意這點。**

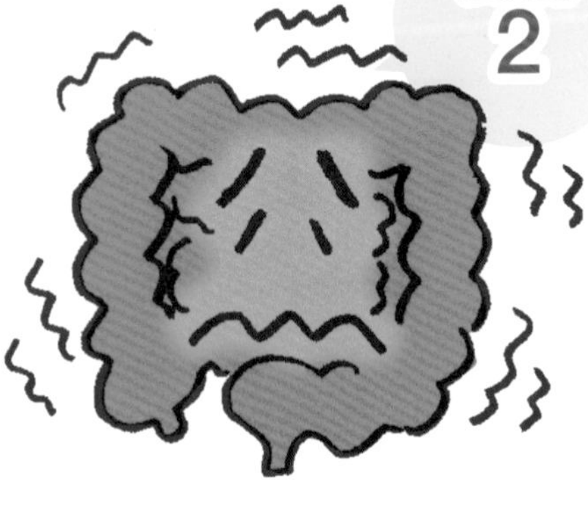

風險 3

引起 尿道結石

尿道結石的機制

過度攝取動物性蛋白質

↓

檸檬酸減少

過度攝取動物性蛋白質，會導致檸檬酸減少。

↓

草酸增加

咖啡或菠菜都含有草酸，攝取這些食物會導致尿液之中的草酸增加。

↓

草酸與鈣質結合，就會形成結石！

尿道結石就是鈣與草酸在尿道結合成草酸鈣的疾病。一般認為，過度攝取動物性蛋白質會讓**抑制結石形成的檸檬酸減少，導致尿液裡的草酸增加**。解決辦法就是每天喝超過2L的水，或是多攝取富含檸檬酸的柑橘類水果，以及少吃含有草酸的食物。

風險 4

會轉換成脂肪，造成肥胖

每1g的蛋白質可產生4kcal的熱量，所以過度攝取當然會變胖。蛋白質分解之後的胺基酸若是沒用完，就會轉換成脂肪。

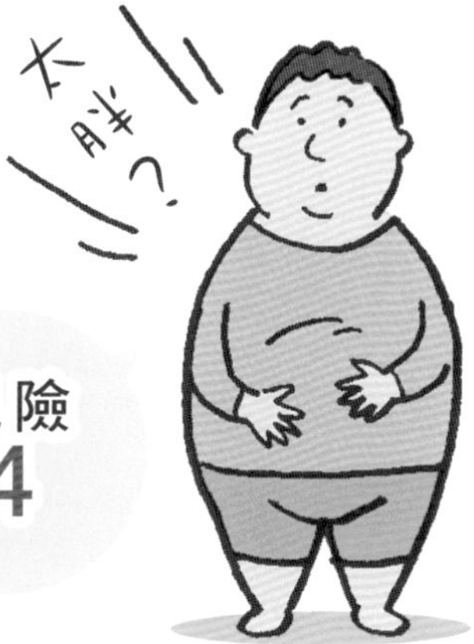

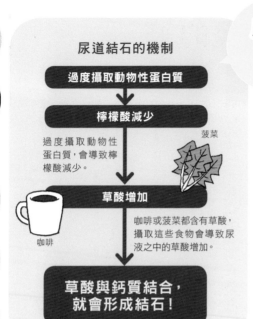

＼ 一、兩天的話還好 ／

儘量不要連續好幾天都過度攝取

目前還沒有過度攝取蛋白質會直接影響健康的證據，所以一、兩天過度攝取應該不會立刻生病，但是，危害健康的風險一定會上升，所以千萬不要連續好幾天都過度攝取。

Chapter 2-12

γ-GTP也是蛋白質？

蛋白質也是診斷疾病的指標

大家可知道健康檢查上的「γ-GTP」或是「LDH」的指標也是蛋白質嗎？我們都知道蛋白質與全身的各種功能有關，而蛋白**質在體內的分量或是比例當然與我們的身體狀況息息相關**。

比方說，正式名稱為「γ-Glutamyl TransPeptidase」的「γ-GTP」是在肝臟、腎臟合成或分解蛋白質的酵素（酵素的介紹請參考P100）。如果高於標準當然有問題，但不一定會直接危害健康。喝太多酒，讓肝臟承受過度負擔的話，這種酵素就會大量分泌，還會滲入血液，所以**可透過這個指標了解肝臟的狀態**。

此外，**「血清尿素氮（BUN）」**是血液之中的尿素所含的氮，是蛋白質分解之後的殘渣。如果是健康的人，這個血清尿素氮會被腎臟過濾，隨著尿液排出體外，但是當腎功能變差，就無法完全過濾，也就會於血液殘留，所以**血清尿素氮常被當成判讀腎臟功能的指標使用**。

由此可知，體內的各種蛋白質以及蛋白質相關物質，都常被當成判斷健康與否的指標使用。P86會以健康診斷的指標介紹與蛋白質有關的物質，大家在接受健康檢查的時候，可以參考這些內容。

透過蛋白質的數值了解身體不適的機制

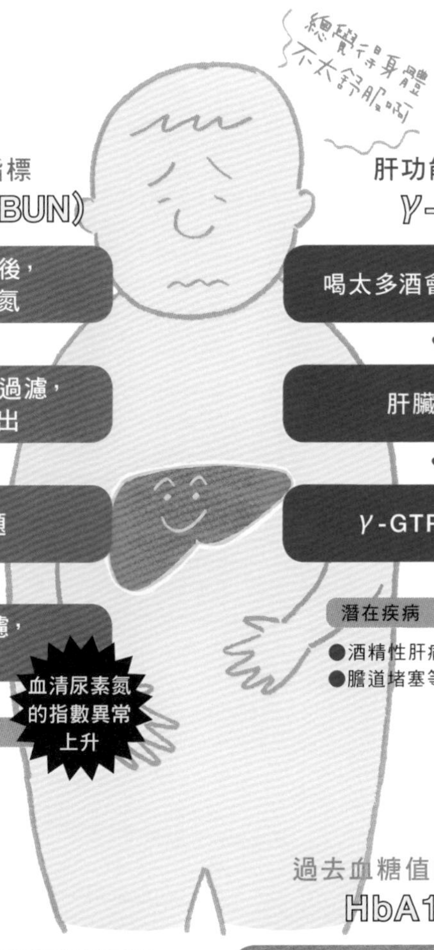

腎功能的指標 血清尿素氮(BUN)

蛋白質分解之後，會產生尿素氮

↓

尿素氮會被腎臟過濾，隨著尿液排出

↓

腎臟出問題

↓

無法完全過濾，滲入血液

血清尿素氮的指數異常上升

潛在疾病

- 急性腎炎
- 慢性腎炎
- 腎衰竭等

肝功能的指標 γ-GTP

喝太多酒會讓肝臟受損

↓

肝臟出問題

↓

γ-GTP滲入血液

γ-GTP的指數異常上升

潛在疾病

- 酒精性肝病
- 膽道堵塞等

過去血糖值的指標 HbA1c

從食物攝取醣質

↓

轉化為血糖，在血液之中流動

↓

部分的血紅蛋白與醣結合後，HbA1c增加

HbA1c的指數異常上升

潛在疾病

- 糖尿病等

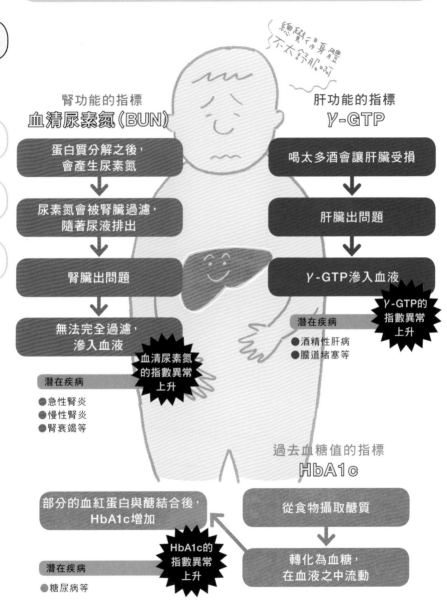

與蛋白質有關的健康診斷指標

項目名稱	指標	概要	出現異常時的潛在疾病
總蛋白質（TP）	營養的狀態、肝臟、腎臟的狀態	血液之中，超過 100 種以上的蛋白質的總和。主成分於肝臟合成	營養不良、肝功能障礙、腎臟病等
白蛋白（Alb）	營養的狀態、肝臟、腎臟的狀態	讓血液保有一定的水分，約占 TP 的 70%。於肝臟合成	營養不良、肝功能障礙、腎臟病等
白蛋白／球蛋白比值（A/G）	營養的狀態、肝臟、腎臟的狀態	白蛋白以及血液主成分之一的球蛋白之間的比例	營養不良、肝功能障礙、腎臟病等
ZTT	肝臟的狀態	肝功能下滑時，γ-球蛋白會增加，這個指標可得知γ-球蛋白是否增加	肝病、膠原病、骨髓瘤等
AST（GOT）	肝臟的狀態、心臟的狀態	常見於心臟或肝臟的酵素，與胺基酸的代謝有關。可用來判斷肝臟與心臟的功能	肝病、心臟病
ALT（GPT）	肝臟的狀態	是由肝細胞製造的酵素，與胺基酸的代謝有關。主要存在於肝臟	肝病
LDH	肝臟、腎臟、心肌、骨骼肌的狀態	遍布於體內的酵素，可用來代謝醣質。肝細胞一旦壞死，LDH 就會滲入血液	肝功能障礙、心臟病、血液病、惡性腫瘤等
ALP	肝臟、腎臟的狀態	鹼性磷酸酶。會從肝臟流入膽汁。當膽汁的流動變差，鹼性磷酸酶就會流入血液	肝炎、肝臟、膽道、骨頭的疾病、惡性腫瘤等

項目名稱	指標	概要	出現異常時的潛在疾病
LAP	肝臟、腎臟的狀態	白胺酸代謝酵素。會從肝臟流入膽汁，但是當膽汁的流動變差，就會流入血液	肝炎、肝臟、膽道的相關疾病或是惡性腫瘤等
Ch-E	肝臟的狀態	分解乙醯膽鹼的酵素。與肝臟的蛋白質合成量呈正比	腎病症候群、甲狀腺機能亢進、肝功能障礙
CPK	肌肉的狀態	常見於肌肉的酵素，與代謝能量的過程有關。如果肌肉出問題，這個數值就會上升	肌肉相關疾病、心肌梗塞等
AMY（澱粉酶）	胰臟與唾液腺的狀態	分解澱粉這些醣類的酵素。常見於胰臟與唾液腺	胰臟炎、唾液腺炎等
CRP	發炎反應	體內若是發炎、感染或是組織有任何損傷，都會在血液之中增加的蛋白質	發炎、感染等
Fe	肝臟的狀態、貧血的風險	組成血紅蛋白的物質。攝取不足有可能會引發貧血	貧血、肝硬化、惡性腫瘤等
尿酸	痛風的風險	肉類或海鮮這些蛋白質食品的嘌呤鹼老舊廢物	痛風、腫瘤等

肝臟會代謝大量的蛋白質，所以與肝臟有關的數值也很多

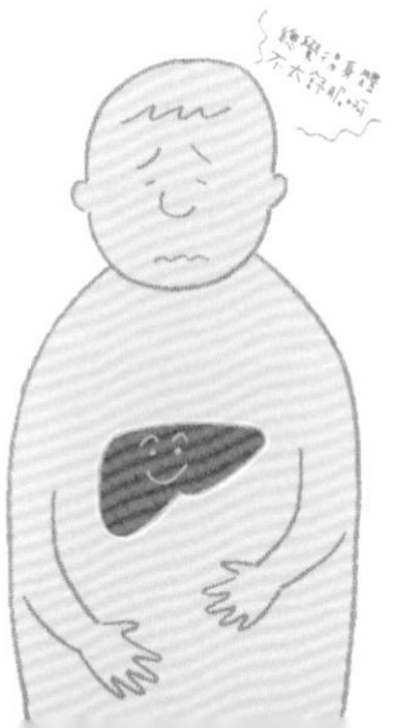

Column 3

阿茲海默症與先天性肌失養症都是蛋白質異常造成的

阿茲海默症的構造

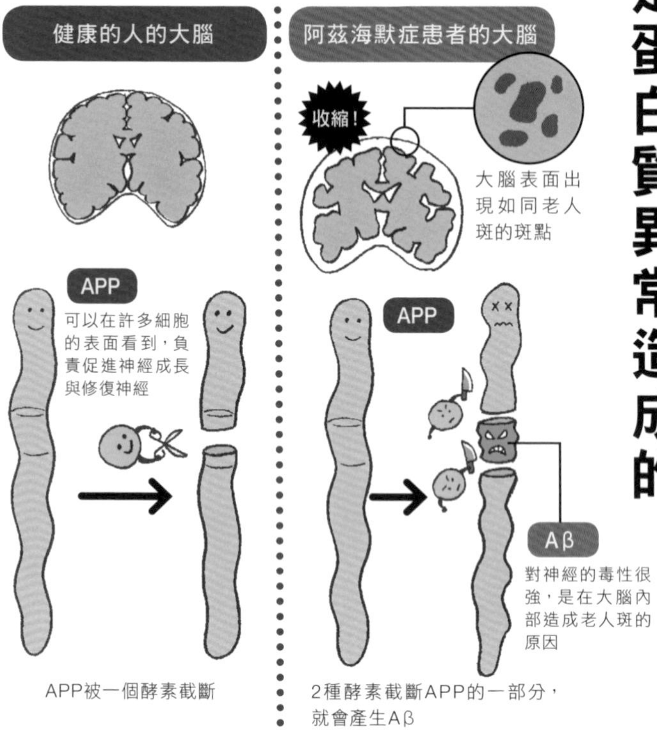

APP被一個酵素截斷
2種酵素截斷APP的一部分，就會產生Aβ

P62提到癌症與蛋白質的關係，其實還有其他與蛋白質有關的疾病。

比方說，讓大腦萎縮與誘發失智症的阿茲海默症就是其中之一。阿茲海默症雖然有很多種類，但一般認為，β類澱粉蛋白質（Aβ）在大腦累積是引發阿茲海默的原因之一。順帶一提，這種β類澱粉蛋白質是APP蛋白質的一部分。正常人的大腦不會產生Aβ，但是罹患阿茲海默症的人會因為蛋白質出現異常而

先天性肌失養症的病程

遺傳基因突變 → 蛋白質機能異常 → 細胞無法正常運作 → 肌肉變性 → 肌肉量減少 → 肌耐力下降 → 各種機能失常

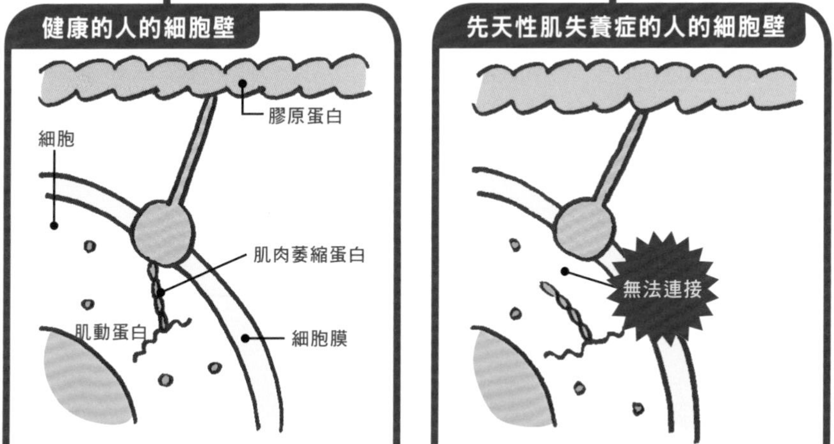

細胞內的肌動蛋白透過肌肉萎縮蛋白，與細胞外部的膠原蛋白連接

肌肉萎縮蛋白與細胞膜的蛋白質無法連接，細胞壞死

導致Aβ堆積，致使大腦出現類似老人斑的斑點。

會引發肌耐力下滑、白內障、脂肪肝、心臟衰竭這類症狀的先天性肌失養症，也是與蛋白質有關的疾病之一。若是罹患某一類的先天性肌失養症，連接細胞之內的肌動蛋白（詳情請見P98）與細胞壁蛋白質的肌肉萎縮蛋白會發生異常，導致肌動蛋白無法與細胞壁結合，肌肉才會因此出現異常。

一般認為，「蛋白質出現異常的原因」與遺傳或壓力有關，但如今還沒完全找出原因。

Column 4

常被誤會是害人變胖的脂質……其實也有能減少脂肪的種類！

屬於3大營養素之一的脂質每1g能產生9kcal的熱量，是熱量最高的營養素（每1g蛋白質與醣質可產生4kcal）。脂質也是荷爾蒙或細胞壁的原料。由於現代人的飲食往往含有豐富的脂質，所以一不小心就會過度攝取，也會因此越吃越胖，但只要選擇對身體有益的脂質，其實也是能幫助我們甩掉脂肪的。

脂質與蛋白質一樣，分成人體可製造的「非必需脂肪酸」與人體無法製造，必須另外攝取的「必需脂肪酸」。必需脂肪酸又分成「Omega-3」與「Omega-6」這2種，其中較容易攝取不足的是Omega-3。

這個Omega-3就是能幫助我們減脂的脂質。Omega-3分成很多種，例如「α-亞麻酸」、「EPA」或是「DHA」，α-亞麻酸能預防高血壓與心臟病，EPA與DHA可減少膽固醇與中性脂肪，還能有效預防高血壓與心臟病。α-亞麻酸是常見於核桃、亞麻仁油、胡麻油的脂質，EPA與DHA則是常見於鯖魚、沙丁魚這類青背魚的脂質。一般認為，Omega-3若是攝取不足，大腦與神經有可能會出現異常。

Chapter 3

▼

蛋白質的性質與機能

這一章要進一步介紹構成人體的蛋白質有哪些特徵。
如果能了解蛋白質組成身體、維持生理機能的各種效果，
對蛋白質的看法一定會大為改變才對。

亂中也有序？蛋白質的各種形狀

乍看之下，蛋白質似乎「亂成一團」，但其實蛋白質的形狀是有規律的。讓我們以運送氧氣的血紅蛋白為例，進一步了解蛋白質的構造吧。

之前曾經介紹過，蛋白質是由像胺基酸一樣的繩子纏成一團的形狀，而不同種類的蛋白質，胺基酸的條數也會不同。

蛋白質的構造被稱為四級結構，如果仔細觀察的話就會發現，蛋白質的繩子，是由好幾個螺旋狀或長條狀的形狀組成的立體結構，而這種立體結構被稱為三級結構，螺旋狀或長條狀的形狀則被稱為二級結構，如果進一步將二級結構拉直，就會是長得像繩子的胺基酸（一級結構）。

蛋白質的功能是由上述的形狀決定，比方說，將兩個功能類似的蛋白質擺在一起比較，就會發現即使胺基酸的排列順序不同，形狀卻幾乎相同。

此外，蛋白質的形狀不只是捲成一團的繩子，也有可能長得像是紙張搓成長條的「紙捻」形狀。從P94開始，將為大家介紹各種蛋白質的形狀。

蛋白質的構造

四級結構 一個蛋白質的構造

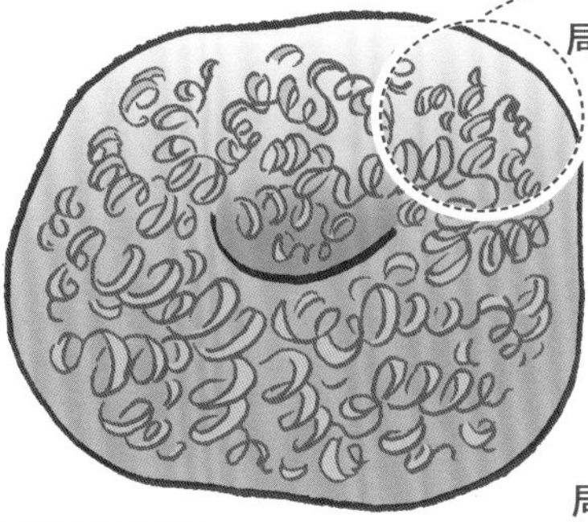

血紅蛋白的構造

這是好幾個三級結構聚合的狀態，血紅蛋白就位於正中央的凹陷處。

三級結構 以繩子組成的立體形狀

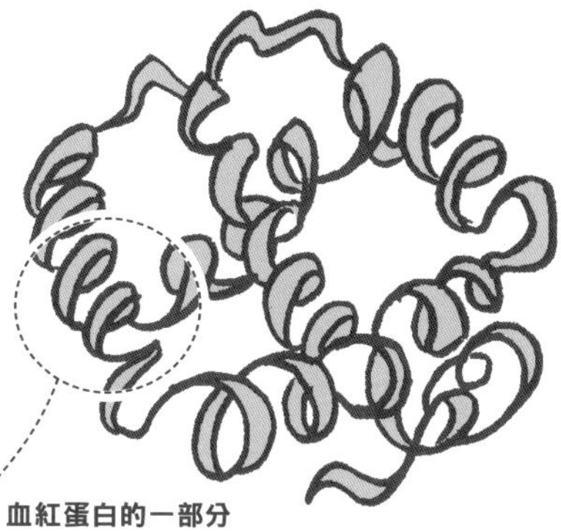

血紅蛋白的一部分

由好幾個相同規律的構形組成的立體形狀。

二級結構 蛋白質常有的構形

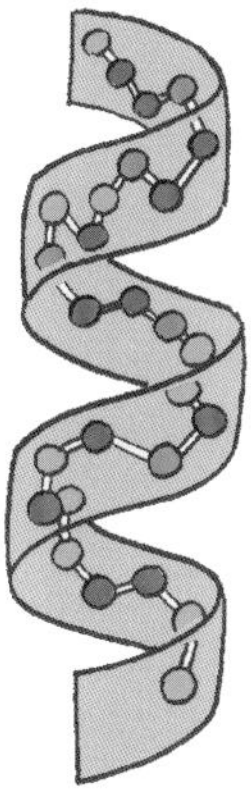

α螺旋

蛋白質常見的右旋螺旋構形。

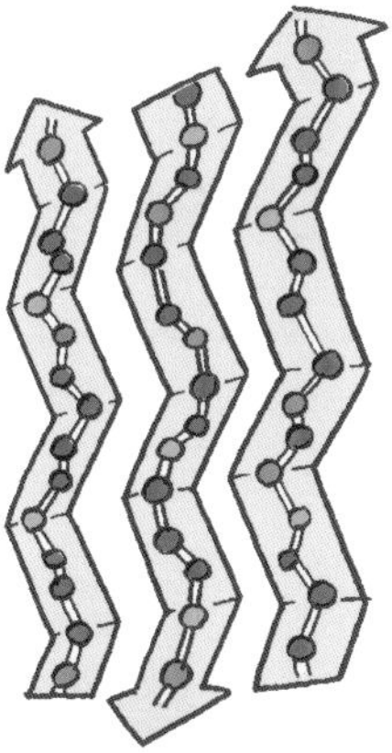

β摺板

平面的構形，穩定而堅固。

一級結構 由胺基酸串成的繩子

拉直後

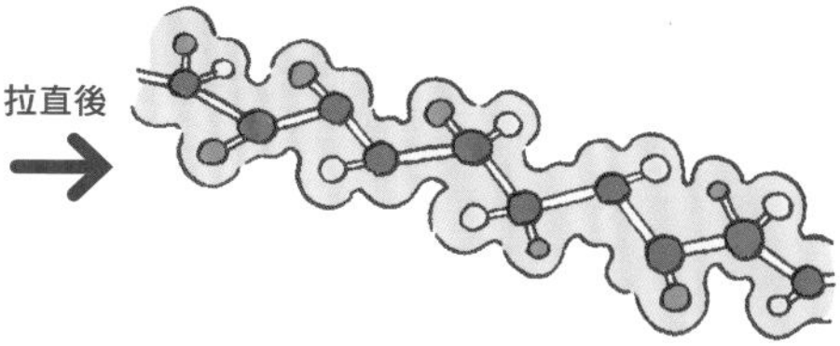

由組成蛋白質的胺基酸串成的繩子。

形狀各有不同的蛋白質

有些蛋白質像是揉成一團的繩子，有的像是分成兩球的形狀，在此為大家介紹於本書登場的幾種蛋白質的形狀。

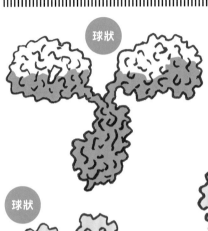

與病毒或細菌對抗的Y型體內兵器

免疫球蛋白

由負責免疫系統的細胞組成的蛋白質。詳情請參考P102

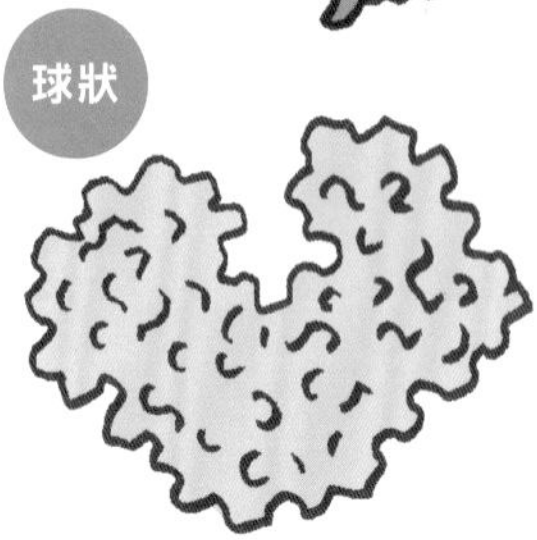

在胃裡分解蛋白質的消化酵素

胃蛋白酶

主要是在胃裡分泌，與消化蛋白質的過程有關。詳情請參考P34

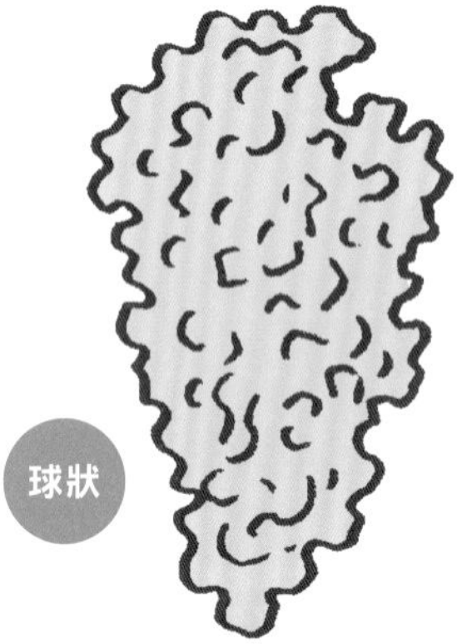

分解澱粉的消化酵素

α-澱粉酶

於胰液以及唾液存在的酵素，與消化食物的過程有關

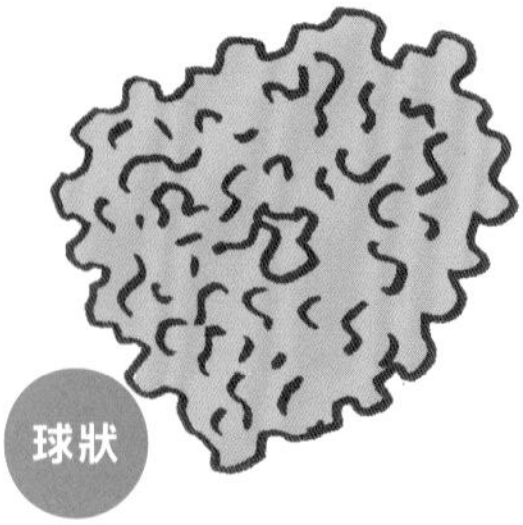

在十二指腸分解蛋白質的消化酵素

胰蛋白酶

由胰臟分泌，與蛋白質消化的過程有關。詳情請參考P34

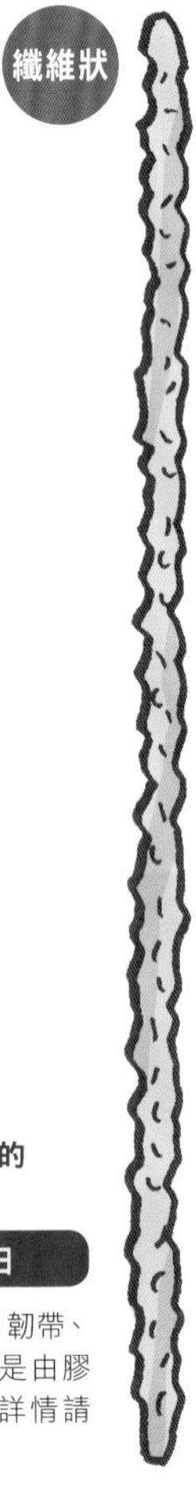

組成身體構造的堅固柵欄

膠原蛋白

除了皮膚之外，韌帶、肌腱、骨頭都是由膠原蛋白組成。詳情請參考P46

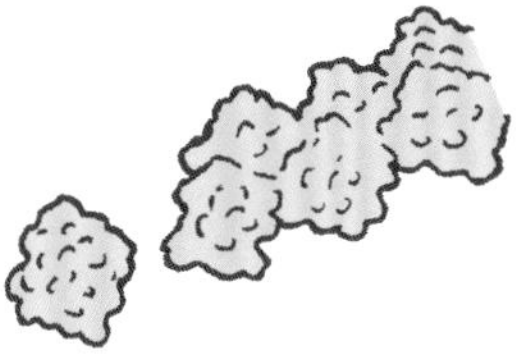

球狀

組成肌肉的
肌肉纖維的主體之一

肌動蛋白

組成肌肉纖維的蛋白質。詳情請參考P99

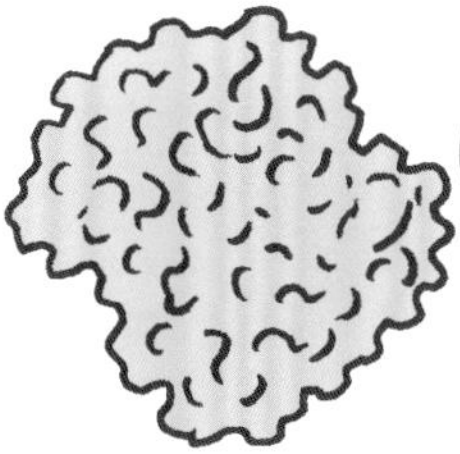

球狀

與氧氣結合，將氧氣從肺部送至全身

血紅蛋白

於紅血球這個血液的主成分存在的蛋白質，負責運送氧氣

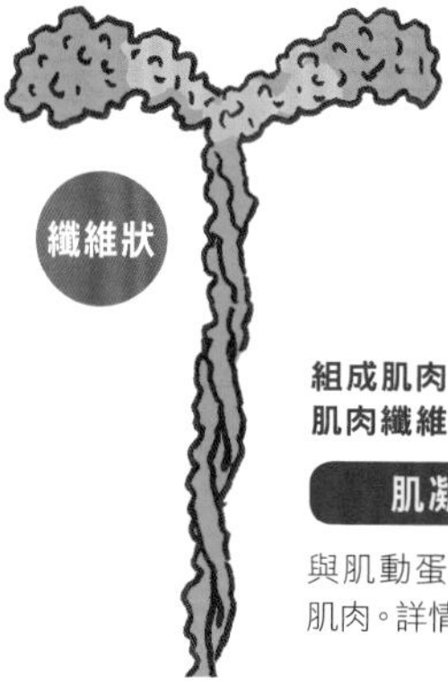

纖維狀

組成肌肉的
肌肉纖維的主體之二

肌凝蛋白

與肌動蛋白一起組成肌肉。詳情請參考P99

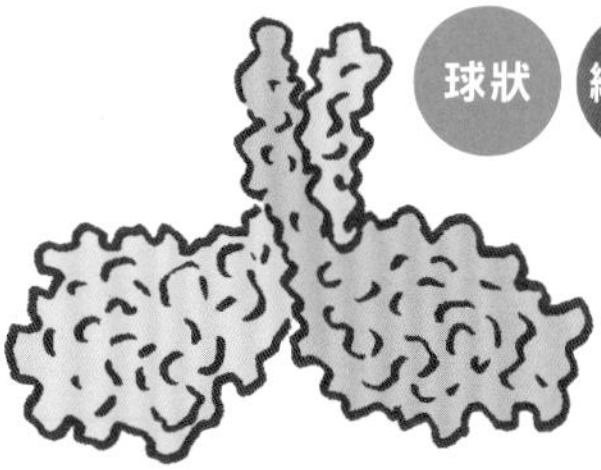

球狀 纖維狀

在細胞之中
自行運作的蛋白質

驅動蛋白

在細胞內部運作的蛋白質。詳情請參考P105

蛋白質不只有胺基酸

也有以非胺基酸物質合成的蛋白質

除了胺基酸之外，也有與醣質結合的蛋白質。

分類	特徵	範例
核蛋白	與DNA或RNA結合	核精蛋白 存在於精子的蛋白質
磷蛋白	與磷酸這類物質結合	酪蛋白 牛奶或起司的蛋白質
色素蛋白	與鐵、銅、鎂這類有機色素結合	血紅蛋白 與氧氣結合之後，搬運氧氣
醣蛋白	與醣類結合	卵黏蛋白 存在於蛋白的蛋白質，與蛋白的硬度有關

水煮蛋或皮蛋……常於日常生活應用的蛋白質性質

如3-1所述，蛋白質的性質會依照胺基酸的種類、排列順序與形狀而不同。目前我們仍不知道人體之中到底有多少種蛋白質，一說是5萬，另有一說是10萬，總之蛋白質的種類與性質非常多種，而且似乎沒有共通的單純性質。

不過，蛋白質會因為「熱」、「酸鹼性質」、「壓力」而出現構造瓦解的現象，性質也會大為改變，而這種現象又稱為「變性」。在日常生活之中，這種「變性」現象常被當成加工食物的方法，讓食物變得更方便食用。

目前已知的是，蛋白質遇到高溫之後，二級結構之後的構造都會瓦解。比方說，生雞蛋加熱之後，之所以會變成水煮蛋或荷包蛋，就是因為雞蛋的蛋白質因為加熱而變性。此外，吉利丁之所以能用來製作肉凍或果凍，是因為膠原蛋白被加熱之後，P93介紹的螺旋構造因此瓦解的緣故。

再者，中華料理常見的皮蛋也是利用鹼性物質，讓雞蛋的蛋白質變性的料理。在雞蛋的蛋殼塗上混有煤或木炭的黏土，讓雞蛋內部慢慢變成鹼性，就會變成散發著獨特香氣與口感彈嫩的食品。由此可知，料理真的與蛋白質的變性息息相關啊。

多種蛋白質的性質

名稱	特徵	含有這類物質的東西
白蛋白	可溶於水、食鹽水、酸鹼物質。遇熱會凝固。	血液
球蛋白	可溶於食鹽水、酸鹼物質，無法溶於純水。遇熱會凝固。	體液
穀蛋白	無法溶於水、食鹽水，可溶於酸鹼物質。遇熱會凝固。	米、小麥
組織蛋白	可溶於水、酸性物質，無法溶於鹼性物質。遇熱不會凝固。	鯖魚的精囊
精蛋白	可溶於水、酸鹼物質，無法溶於氨。遇熱不會凝固。	鮭魚、鯡魚

改變蛋白質性質的3個要因

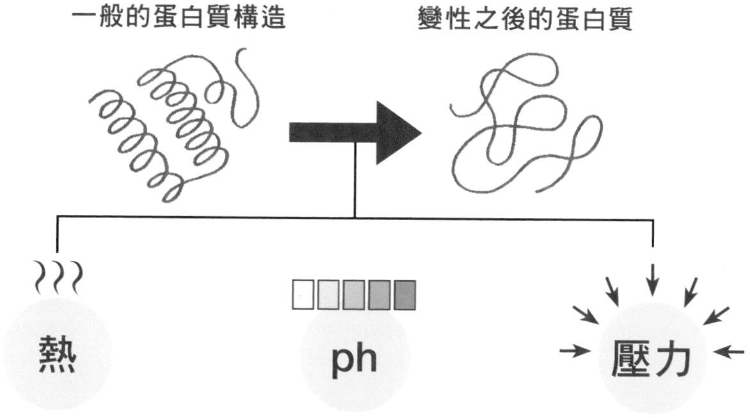

料理的「加熱」幾乎都是利用這個性質

蛋白質遇熱之後，會發生立體構造瓦解或是凝固這類變性現象。

蛋白質害怕酸性與鹼性物質

皮蛋是利用石灰讓生蛋內部變成鹼性的食品。

高壓也會讓蛋白質變性

帶殼的牡蠣若是承受高壓，蛋白質就會變性，也就能從殼剝下來。

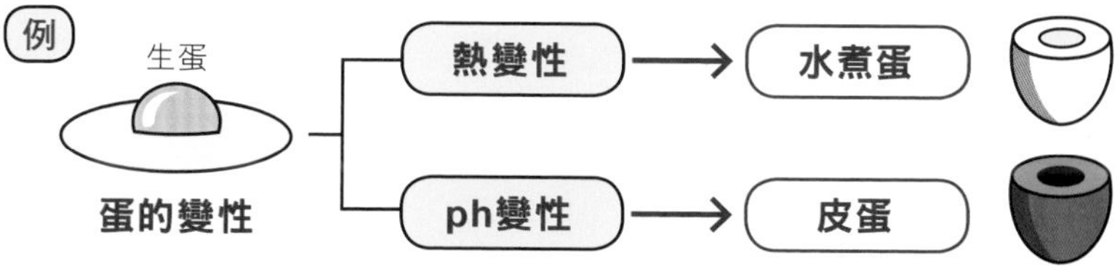

多才多藝的蛋白質！蛋白質的代表性機能

蛋白質的機能 1 收縮

透過肌肉驅動身體的大力士

肌肉最明顯的功能，就是能讓我們搬運重物或是從事跑步這類運動，其實這些都是因為有蛋白質作為肌肉的原料才得以實現。其實大家觀察自己的身體就會發現，我們在運動的時候，肌肉會不斷收縮，接下來就讓我們一起了解與這個收縮有關的蛋白質吧。

能隨著我們的意思活動的手臂或腿部肌肉，是由肌肉纖維這種細長的物質組成的束狀結構，這種肌肉纖維則是由肌凝蛋白與肌動蛋白這類蛋白質組成，肌動蛋白約占人體所有蛋白質的10%，肌凝蛋白的體積也遠大於其他的蛋白質。肌肉纖維是由肌動蛋白纖維與肌凝蛋白纖維組成之外，多虧這2種蛋白質整齊排列，肌肉才得以收縮。

當我們用力時，大腦的神經會發出刺激，肌凝蛋白纖維類似「手臂」的部分會與肌動蛋白纖維結合，再拉緊肌動蛋白纖維，藉此讓肌肉收縮。

蛋白質讓肌肉收縮的原理

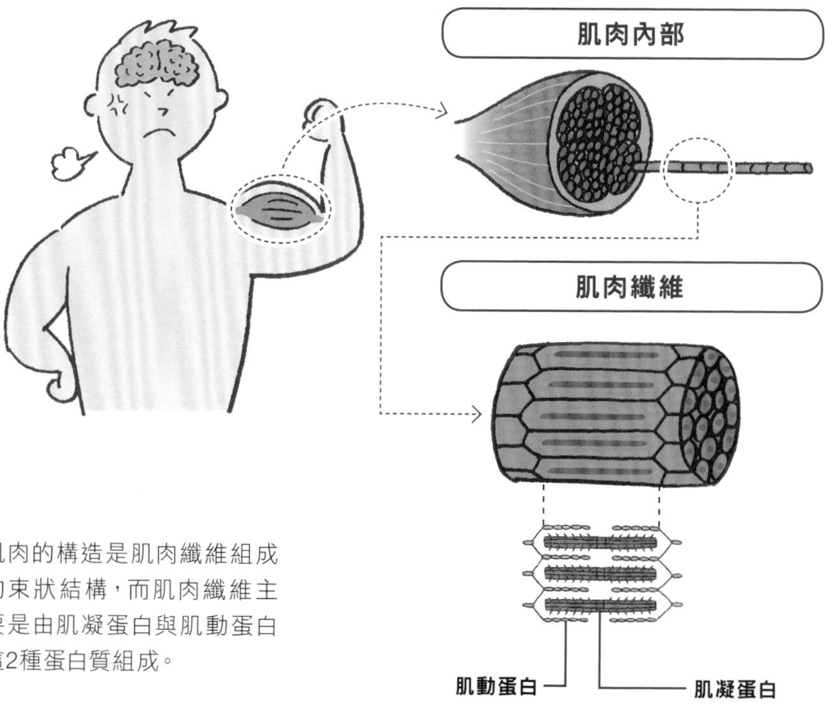

肌肉的構造是肌肉纖維組成的束狀結構，而肌肉纖維主要是由肌凝蛋白與肌動蛋白這2種蛋白質組成。

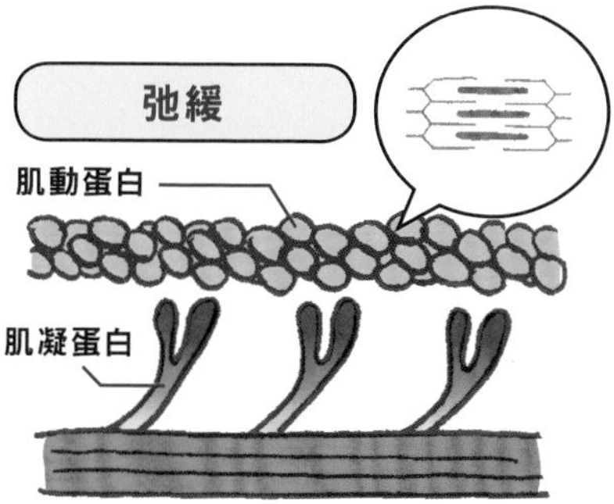

肌動蛋白與肌凝蛋白分離

當我們放鬆時，肌動蛋白與肌凝蛋白是分開的。

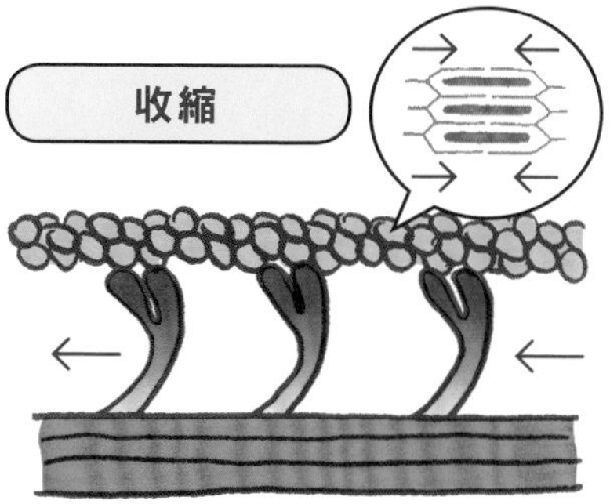

肌凝蛋白會拉著肌動蛋白

肌凝蛋白纖維類似手臂的部分會抓住肌動蛋白纖維，再將肌動蛋白纖維往某個方向拉，讓肌動蛋白纖維收縮。

蛋白質的機能 2

酵素

在體內打造各種物質的化學家

許多人都聽過「酵素」吧，但很少人知道大部分的酵素都是蛋白質。所以本節要為大家介紹蛋白質在酵素這方面的功能。

比方說，左頁介紹的酵素「凝血酶」，可在我們受傷流血之際，讓血液凝固，避免傷口繼續流血。眾所周知的「酒精分解酵素」，則可以將毒性強烈的酒精轉換成無害的物質。P34介紹的「胃蛋白酶」則是可以將蛋白質切細的酵素。

換言之，酵素就是能切割物質、連接物質，迅速且正確地進行化學反應的蛋白質。

酵素具有許多特徵，例如「能讓物質轉化成另一種物質，但自己不會有任何改變」，或是「只與特定物質產生反應，一種酵素只有一種化學反應」都是其中之一。據說人體約有5000種酵素，而且遍布在全身的每個角落，透過參與消化、吸收、排泄以及各種功能的運作過程，讓我們的生命得以維持。

最為人熟知的酵素莫過於在唾液或胰液之中，幫忙消化食物的「澱粉酶」。澱粉酶的種類其實有很多種，但基本上，都會將澱粉分解成麥芽糖或葡萄糖這類物質。如果沒有酵素，就無法進行這種反應，但只有要一個澱粉酶，就能在1秒之內進行1000次這種反應。由此可知，酵素的一大功能就是有效率地進行上述這類反應。

遍及全身，產生各種物質的酵素

酵素是什麼？

- 酵素本身不會產生任何變化
- 一種酵素只能產生一種反應
- 可快速正確地誘發化學反應

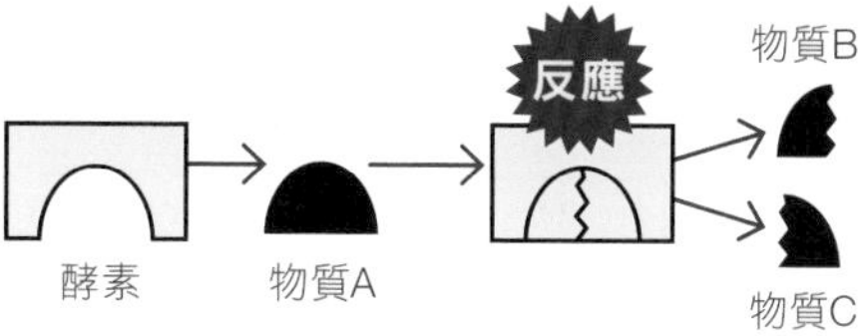

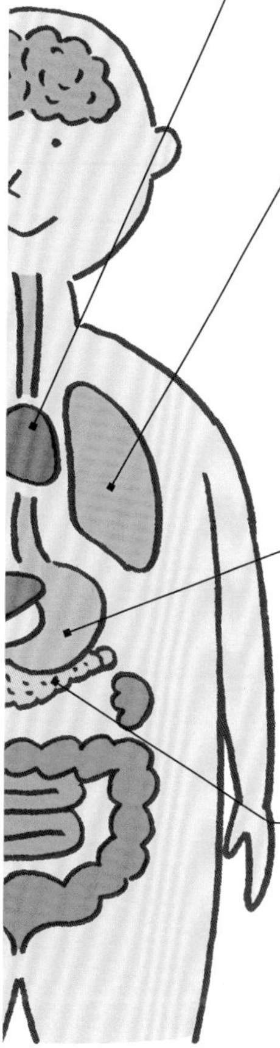

血液

凝血酶

反應物 纖維蛋白

血管受損出血時，讓血液凝固與止血

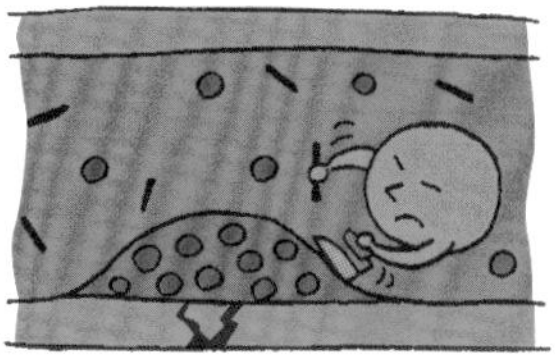

肺

碳酸酐酶

反應物 二氧化碳 碳酸 等

這種酵素會與水、二氧化碳產生反應，讓我們正常呼吸

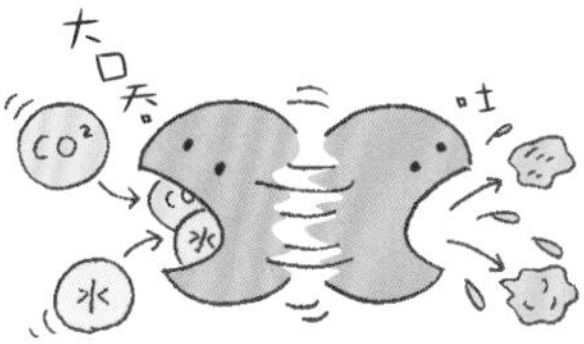

胃

胃蛋白酶

反應物 蛋白酶

負責在胃部切細蛋白質

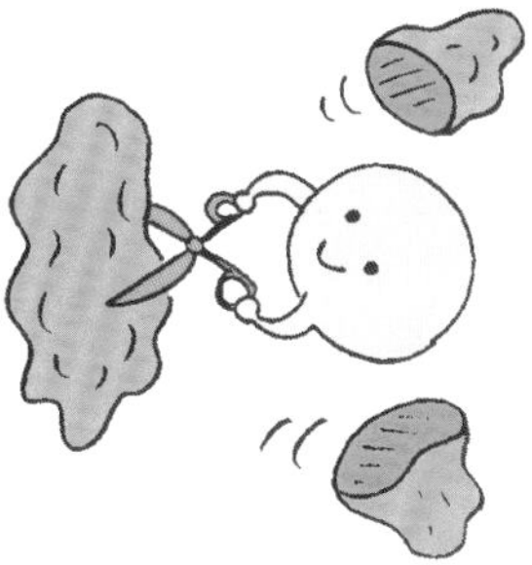

肝臟

酒精分解酵素

反應物 乙醛

這種酵素可分解酒精，除了肝臟之外，也於胃、腸、腎臟存在

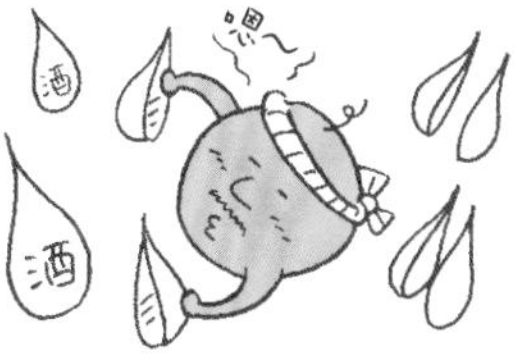

蛋白質的機能 3

防禦

與異物對抗的保鑣

對抗從體外入侵的細菌、病毒以及在體內異常增殖的癌細胞，讓身體得以保持健康的機制稱為免疫系統。

人體的免疫系統有兩層防禦機制，第一層是先天免疫系統（非特異性免疫），這種免疫系統只要一偵測到有異物入侵身體，就會不分敵我，立刻排除異物。在血液之中負責排除異物的白血球，是先天免疫系統的成員，而「補體」、「干擾素」這類蛋白質也是先天免疫系統的成員。

「補體」的功能是與細菌結合，直接破壞細菌，或是從旁輔助與異物作戰的細胞，「干擾素」則是在細胞被病毒入侵之後分泌的蛋白質，能有效預防病毒增殖。

第二層防禦系統就是後天免疫（特異性免疫）。這套系統會記住過去入侵身體的異物，再替細胞製作對抗這種異物的武器，是一種守護系統的高階免疫系統。

製作武器的是白血球之一的B細胞，這種B細胞製作的是「免疫球蛋白（抗體）」這種蛋白質。免疫球蛋白是對抗特定異物的利器，但缺點在於反應的時間很慢，相較於只要幾小時就能做出反應的先天免疫系統，免疫球蛋白通常需要好幾天才能做出反應。

結論就是人體是由這兩層以蛋白質形成的防禦系統守護。

由蛋白質形成的人體雙重防禦系統

其一

自動排除異物的 先天免疫

一偵測到異物，就會自動排除異物，不需任何指令的系統

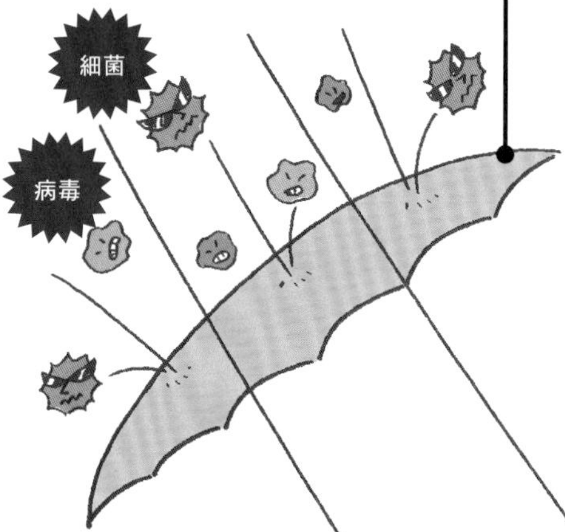

利用蛋白質防禦

與異物結合再予以破壞的〔補體〕

補體是血液裡的蛋白質，可破壞病原體，也能協助先天免疫系統的細胞

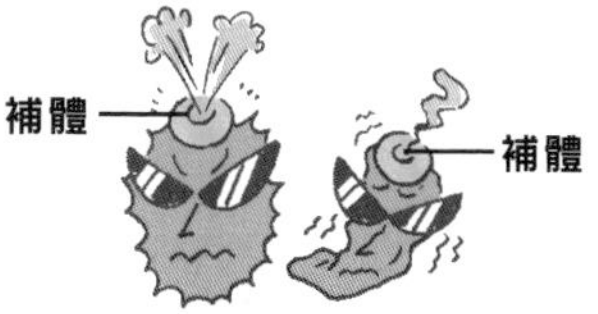

被病毒入侵細胞的抵抗〔干擾素〕

這是由細胞分泌的蛋白質，能阻斷病毒增殖或是抑制細胞增值

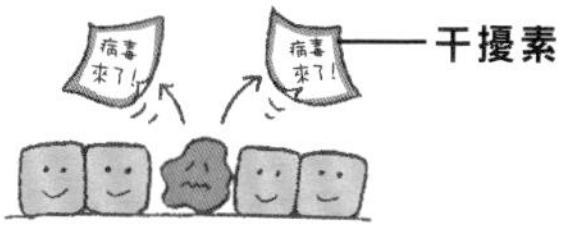

其二

根據經驗製作武器再戰鬥的 後天免疫

根據過去的疾病辨識異物與排除異物的系統

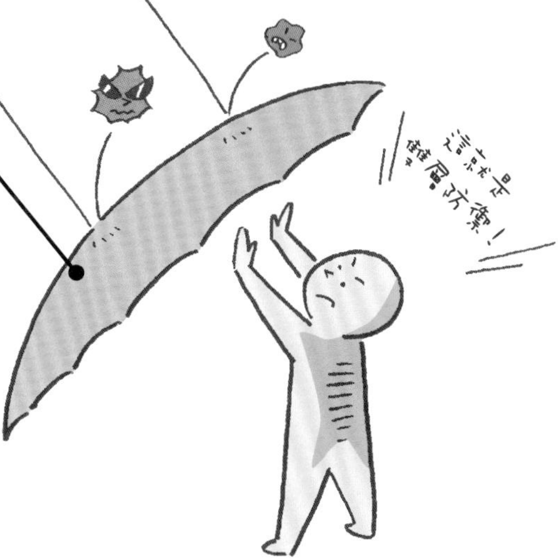

利用蛋白質防禦

與異物作戰的終極武器〔免疫球蛋白（抗體）〕

針對異物在體內製造的蛋白質，只對特定的異物有效

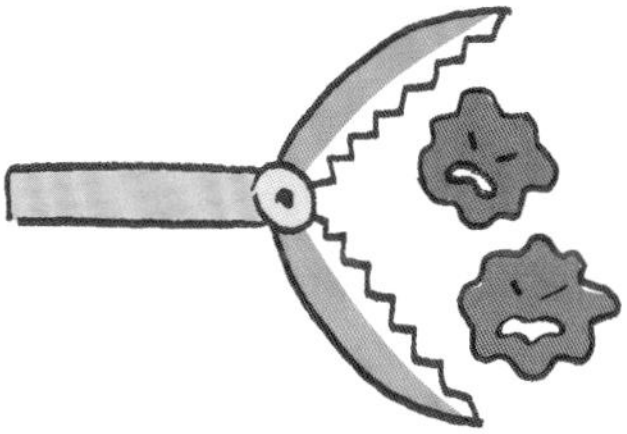

蛋白質的機能 4

感覺

抓住味道與光線這類資訊

蛋白質也有接受味道、光線這類刺激的功能，接下來就讓我們一起了解蛋白質感受味道的功能吧。

舌頭的表面有許多味覺感受細胞，而這些味覺感受細胞的表面有接受味道物質的「受體蛋白」，這種受體蛋白在接收到特定的味道物質之後，會將這些資訊轉換成電子訊號再傳入細胞內部，而此時的蛋白質就像是某種機械零件。

感受味道的蛋白質

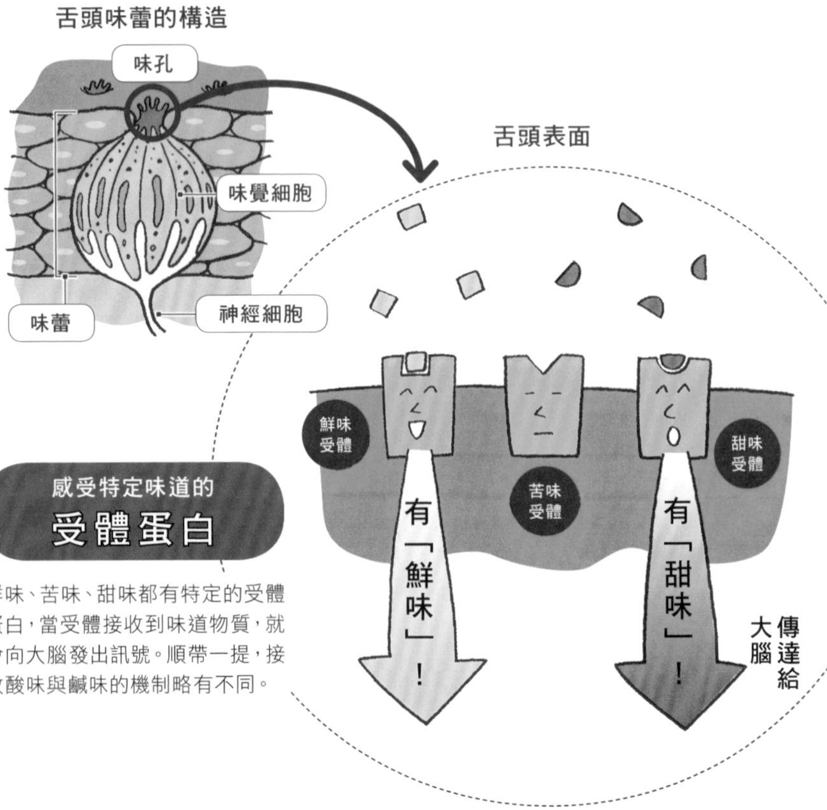

感受特定味道的

受體蛋白

鮮味、苦味、甜味都有特定的受體蛋白，當受體接收到味道物質，就會向大腦發出訊號。順帶一提，接收酸味與鹹味的機制略有不同。

蛋白質的機能 5

輸送

搬運物質的物流專家

蛋白質也負責搬運各種物質，最具代表性的就是與特定物質結合，再透過血液搬運該物質的蛋白質。除了眾所周知的血紅蛋白之外，還有運鐵蛋白與白蛋白這類蛋白質。此外，於細胞表面存在，負責將特定物質往細胞內外運送的也是蛋白質。順帶一提，能將物質轉換成運動所需能量的也是蛋白質，比方說，驅動蛋白可沿著細胞內部器官移動，在細胞之內運送物質。

透過血液將物質運往全身

運鐵工人
運鐵蛋白

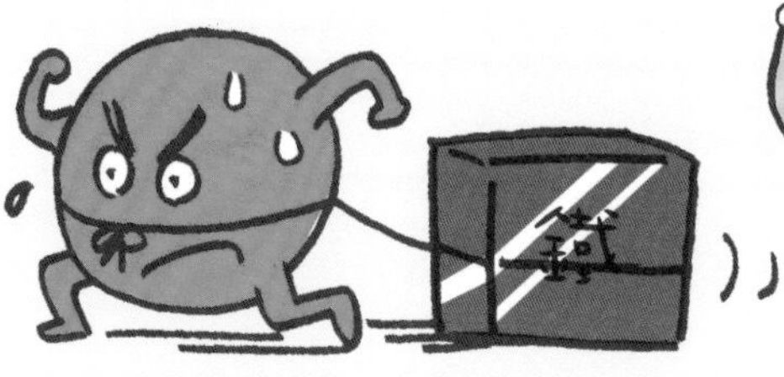

這是主要在肝臟合成的血漿之中存在的蛋白質，功能是運送鐵質。被運到骨髓的鐵質，會在合成血紅蛋白之際消耗。

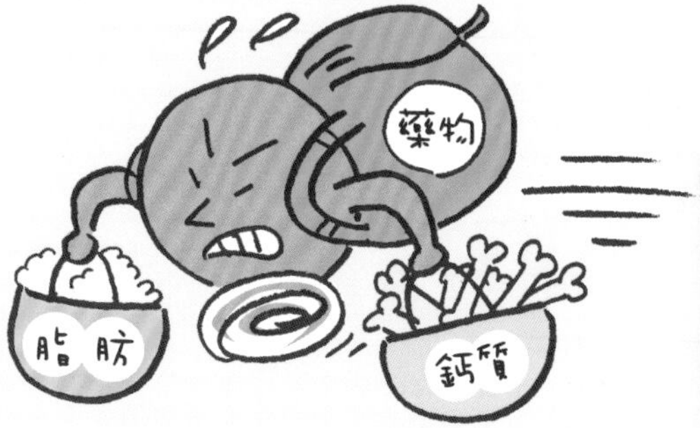

這是在血漿之中存在的蛋白質，能與脂肪酸、荷爾蒙、藥物等結合，再將這些物質搬到適當的位置，也能讓血管保有水分，所以與身體的水腫有關（詳情請參考P59）。

運送脂肪或荷爾蒙
白蛋白

蛋白質的機能 6

構造

打造人體的形狀

讓身體成為完整的構造，讓內臟器官得以正常運作是蛋白質的重要功能。其中最具代表性的蛋白質就屬膠原蛋白，膠原蛋白除了可組成皮膚，骨頭裡的膠原蛋白還能留住鈣質這類礦物質，也支撐全身的構造，例如眼球的角膜或是連接骨頭的韌帶，抑或連接骨頭與肌肉的肌腱，都是其中之一的構造。除此之外，還有支撐著肺部的彈性蛋白以及構成毛髮、指甲的角蛋白。

體內的膠原蛋白

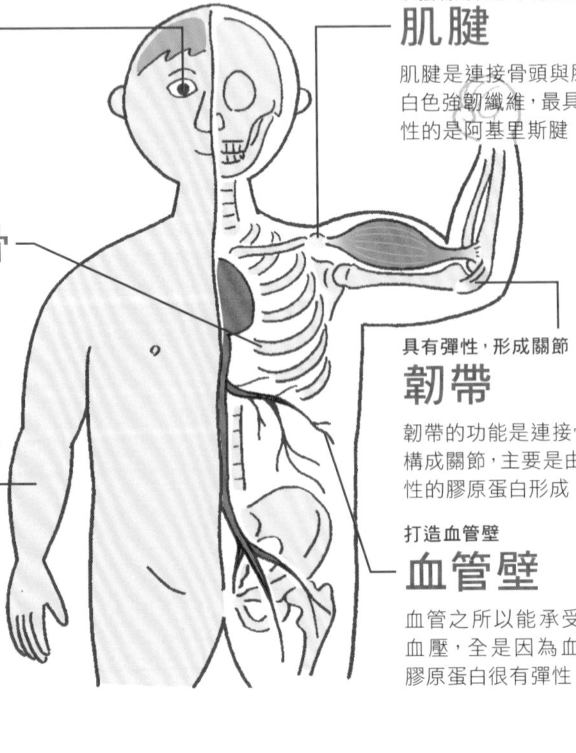

接收光線的窗戶
角膜
眼球的眼黑部分就是角膜，這個構造是由透明的膠原蛋白纖維組成

作為基座的膠原蛋白
骨頭・軟骨
大部分的人以為骨頭就是鈣質的結晶，但其實骨頭的基礎結構也有膠原蛋白存在

膠原蛋白是美肌的關鍵
皮膚
位於皮膚內側的真皮層的主要成分是膠原蛋白，膠原蛋白與肌膚是否變美很有關係。詳情請參考P46

以強韌的纖維串連骨頭與肌肉
肌腱
肌腱是連接骨頭與肌肉的白色強韌纖維，最具代表性的是阿基里斯腱

具有彈性，形成關節
韌帶
韌帶的功能是連接骨頭與構成關節，主要是由具有彈性的膠原蛋白形成

打造血管壁
血管壁
血管之所以能承受極高的血壓，全是因為血管壁的膠原蛋白很有彈性

蛋白質的機能 7

調整

負責讓細胞分裂或是維持身體狀況

蛋白質也能穩定身體狀況，調整細胞分裂速度。雖然某些負責維持身體狀況的「荷爾蒙」是由膽固醇製造，但大部分的荷爾蒙是由蛋白質製造。

負責讓「細胞分裂、分化」的是生長因子這種蛋白質。與荷爾蒙的不同之處在於生長因子是由細胞分泌，功能是促進細胞增殖，而且還可根據增殖的細胞進行分類，例如「表皮生長因子」、「肝細胞生長因子」就是其中一種。

調整身體狀況的蛋白質

調整細胞分裂速度的 生長因子

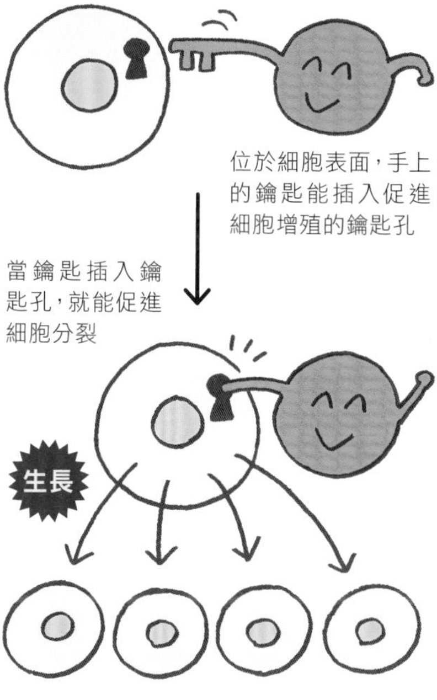

位於細胞表面，手上的鑰匙能插入促進細胞增殖的鑰匙孔

當鑰匙插入鑰匙孔，就能促進細胞分裂

調整生理機能的 荷爾蒙

控制血糖

胰島素

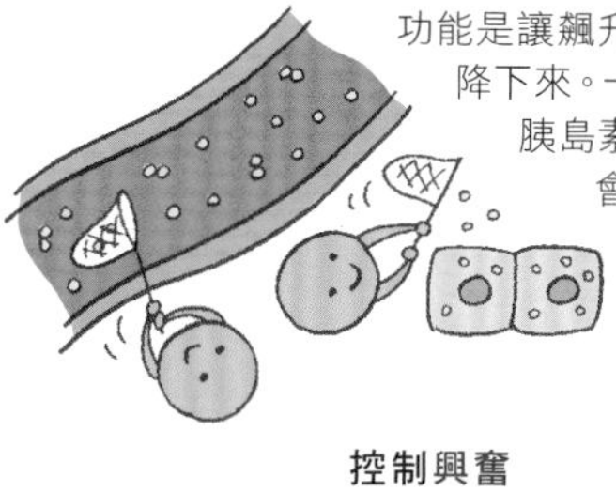

功能是讓飆升的血糖值降下來。一般認為，胰島素過度分泌會導致肥胖

控制興奮

腎上腺素

是誘發興奮狀態的蛋白質，也是神經傳導物質之一

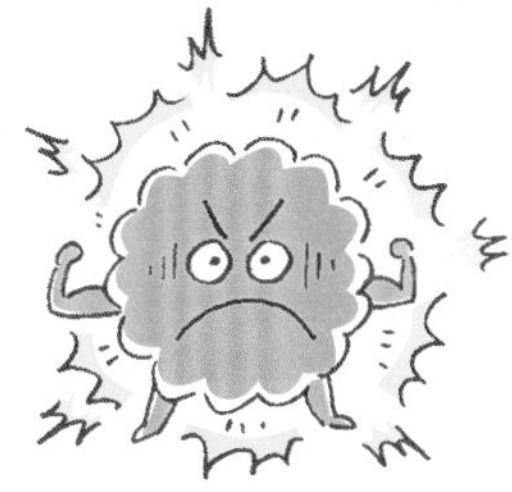

掌控生命的奧祕！蛋白質與遺傳也有關係

截至目前為止，介紹了蛋白質最具代表性的7種機能，但其實蛋白質還有許多重要的功能。

比方說，蛋白質也能「儲存」某種營養素，直到需要的時候再拿出來使用。像是鐵蛋白就是能儲存鐵質的蛋白質，若是明明攝取了充分的鐵質卻還是貧血的話，很有可能是因為鐵蛋白不足。此外，肌肉的肌紅蛋白則是能夠儲存氧氣的蛋白質。鯨魚或海豚這類水生哺乳類需要在體內儲存大量氧氣，所以牠們的肌肉有許多肌紅蛋白。

大家可能也沒聽過的是，蛋白質也有「控制基因表現」的功能。所謂的基因表現就是指根據遺傳基因合成蛋白質的意思，擁有這項功能的蛋白質又稱為「轉錄因子」。具體來說，就是於P37介紹細胞核之中，有人體所有蛋白質的設計圖，要使用設計圖的時候，會先複製設計圖，而收錄所有設計圖的「設計圖全集」就是我們知道的DNA。

不過，根據身體的狀況不同，所需要的蛋白質也會不同，所以必須從「設計圖全集」中調出需要的設計圖，而負責根據某個部分的DNA製造必要蛋白質的，就是前面提到的「轉錄因子」。

蛋白質的各種功能

儲存營養與礦物質

在肌肉儲存氧氣

肌紅蛋白

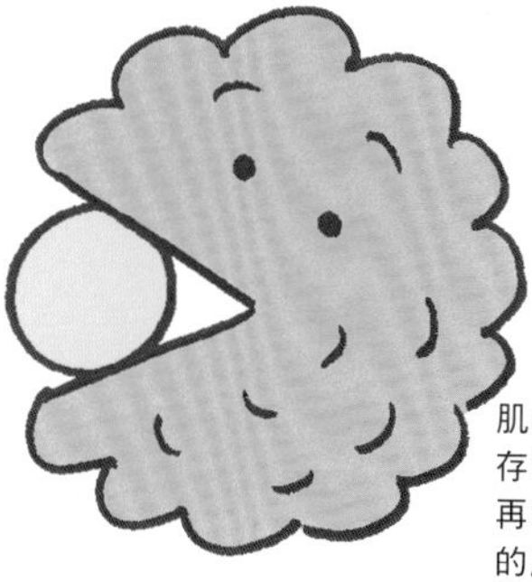

肌肉的肌紅蛋白可儲存氧氣，直到需要時再拿出來使用。動物的肌肉之所以會是紅色的，就是因為這種蛋白質

在細胞之內儲存鐵質

鐵蛋白

這是存在於細胞內或血液，可用來儲存鐵質的蛋白質。形狀很像是一種籃子，可將鐵質放在籃子裡面

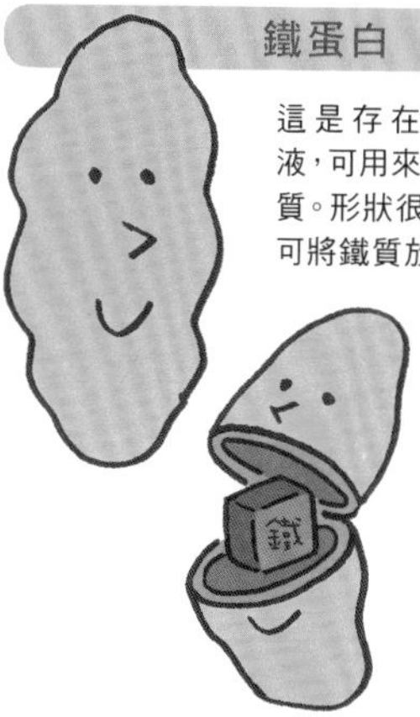

控制基因表現

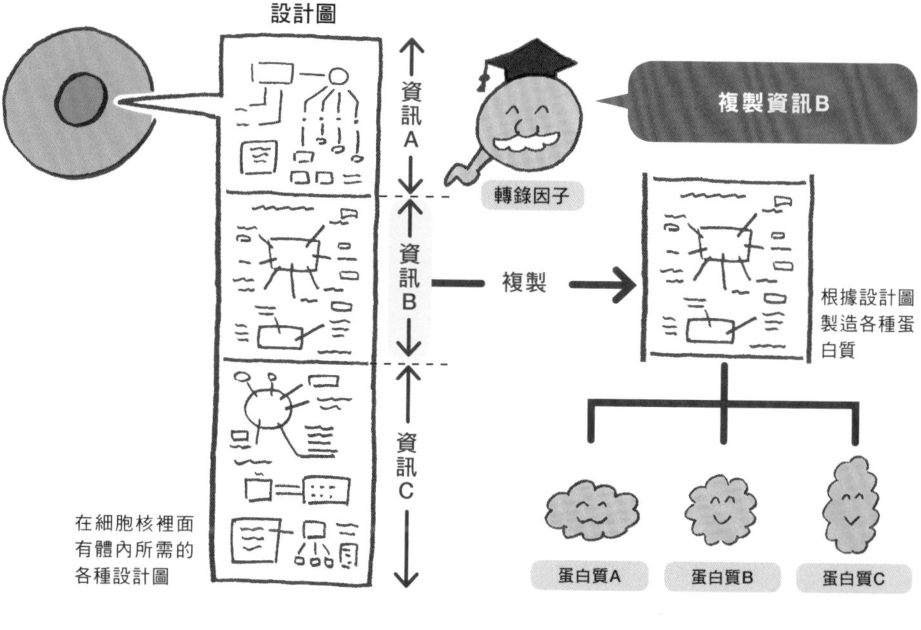

改變未來的蛋白質剖析！「蛋白質體」是什麼？

在目前研究蛋白質的領域之中，出現了代表「所有的（ome）蛋白質（protein）」的蛋白質體（proteome）這個新單字。

蛋白質體的研究是一種釐清蛋白質各方面資訊的研究，希望在一定的條件之下，了解細胞的蛋白質總量，以及蛋白質的種類、機能、合成速度、控制方法，與蛋白質之間的相關性，而這種分析蛋白質體的研究又稱為蛋白質體學（proteomics）。

如果能進一步了解蛋白質體，就能透過蛋白質全面了解生命系統，如此一來，就能比較健康的人與病人的蛋白質體，早期發現疾病以及根治這些疾病。

不過，比起2003年完成的人類基因組計畫（Human Genome Project），蛋白質體分析計畫的難度要高上許多，因為組成基因的只有4種物質，但組成蛋白質的卻有多達20種胺基酸，所以很難正確測量。

除了上述的困難之外，只要細胞有一點點的改變，蛋白質的狀態就會完全改變，所以需要非常細膩的分析。

什麼是蛋白質體？

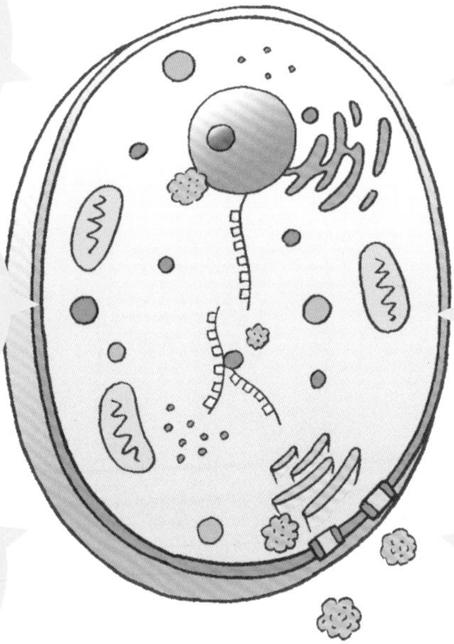

蛋白質的**總量**

蛋白質的**種類**

蛋白質的**機能**

蛋白質的**合成速度**
製造蛋白質的速度

蛋白質的**控制方法**
蛋白質的合成與機能是如何運作的？

蛋白質之間的**相關性**
蛋白質是如何互相影響的呢？

答案就是某個細胞在某個瞬間的
蛋白質的所有資訊

蛋白質體學成熟的未來

未來❶

可從一滴血液判讀疾病

只要一滴血液，就能預測高風險的潛在疾病。

未來❷

在吃藥之前就知道藥效

有些藥對某些人有效，對某些人無效，所以只要比較自己的蛋白質體，就能知道該藥物是否對自己有效。

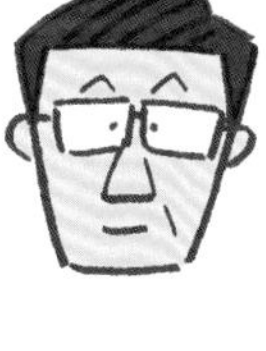

雖然還很難付諸實現，
但相關的研究持續進行中

Column 5

為什麼日本的諾貝爾獎通常來自蛋白質的研究？

自2000年之後，日本不斷地以蛋白質相關研究在諾貝爾獎的化學獎、生理醫學獎的領域不斷獲獎。

2002年，田中耕一以「開發生物大分子的同定與構造解析手法」獲頒諾貝爾化學獎。這項研究建立了正確測量蛋白質質量的技術，對蛋白質體學（分析蛋白質體的研究，詳情請參考P110）做出了長足的貢獻。此外，2008年下村脩以「發現與開發綠色螢光蛋白」的成就，獲頒諾貝爾化學獎。泛著綠光的「綠色螢光蛋白」能在不受周遭其他物質的影響之下，與體內其他的蛋白質結合，所以只要觀察與綠色螢光蛋白結合的蛋白質，就能掌握蛋白質在人體的動向。如今這已是分析體內蛋白質所不可或缺的手法。

在生理醫學獎方面，2016年，大隅良典發現了細胞將蛋白質分解成能量的「細胞自噬機制」，也因此獲頒了諾貝爾獎。此外，本庶佑發現了「癌細胞用於停止人體免疫機能的蛋白質」，對免疫藥物的開發做出偉大的貢獻，所以在2018年獲頒諾貝爾獎。在過去，大部分的癌症都採用「手術」、「放射線」、「藥物」的方式治療，但是在發現這種蛋白質之後，不同於上述治療方式的「免疫療法」將很有機會普及。

蛋白質是構成生物的身體，維持生命的零件，所以只要想研究與生物或人體有關的物質與現象，就一定會接觸到蛋白質。

Chapter4

▼

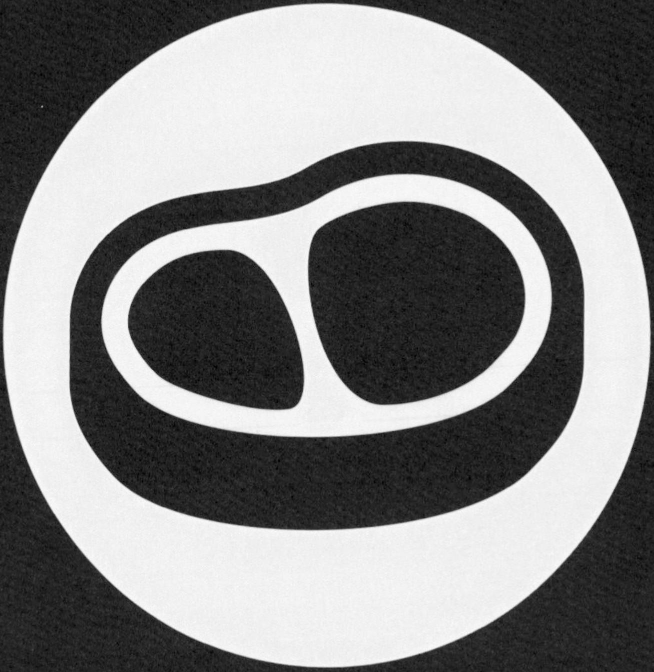

美肌、增肌、看護飲食也有用！根據用途設計的蛋白質滿分菜單

「想讓肌膚變美」、「想讓肌肉變大」、「想要健康地瘦下來」、「想維持肌肉量」、「想從肉類或魚類之外的食材攝取蛋白質」，本章將介紹能完成上述目標的蛋白質滿分菜單。

以蛋白質為主的食譜

設計概念

讀到這裡的讀者應該會很想為自己或某個人煮一頓蛋白質滿分的料理吧？Ｐ１１６整理了許多煮一頓蛋白質滿分料理的重點，大家不妨依照目的，參考相關的內容。這一節要為大家介紹「一起攝取，就能提升蛋白質吸收效率的營養素」以及「容易攝取不足的營養素」，讓大家了解該怎麼做，才能有效率地吸收蛋白質。

最該一起攝取的就是Ｂ1、Ｂ2、Ｂ6、Ｂ12這類維生素Ｂ群。這些是蛋白質能量代謝所需的營養素，尤其維生素Ｂ6是製造肌肉必需的營養素。

其實植物性蛋白質幾乎不含維生素Ｂ群，所以若是習慣從黃豆這類食材攝取蛋白質，就必須注意是否充分攝取了維生素Ｂ群。此外，維生素Ｄ可以激發蛋白質的活性，也能強化肌肉與骨頭。

鋅、鐵與其他礦物質對於蛋白質合成非常重要。鋅是酵素的原料，也能幫助蛋白質合成，若想充分利用體內的蛋白質，最好在攝取蛋白質的時候，同時攝取鋅。鐵則是利用胺基酸製造大腦神經傳導物質（詳情請參考Ｐ70）必需的礦物質。

該與蛋白質一併攝取的營養素

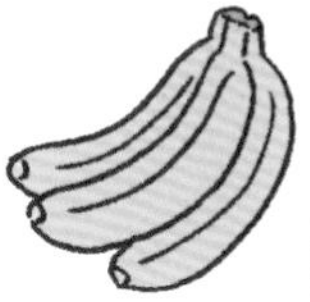

促進蛋白質代謝

維生素B群

除了蛋白質之外，維生素B群也能促進醣質、脂質的能量代謝速度，還能有效消除疲勞。

富含這類物質的食材

- ☑ 鰹魚
- ☑ 豬肉
- ☑ 鮪魚
- ☑ 香蕉
- ☑ 鮭魚

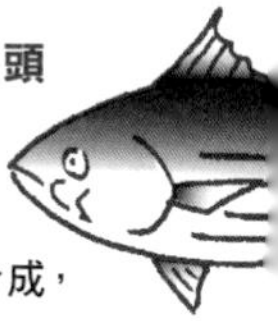

能與蛋白質一起強化肌肉與骨頭

維生素D

能提升鈣質吸收效率與促進肌肉合成，還能提升免疫力。

富含這類物質的食材

- ☑ 秋刀魚
- ☑ 舞菇
- ☑ 鮭魚
- ☑ 吻仔魚
- ☑ 沙丁魚

每餐攝取最為理想

蛋白質

吃肉的時候要特別注意脂質，因為吃肉往往會攝取多餘的脂質。可以的話，最好能改吃瘦肉。

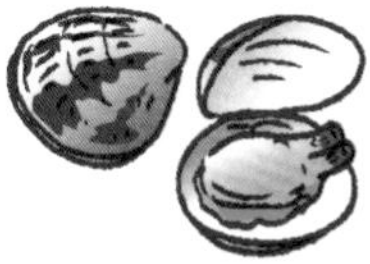

預防貧血與心理不適

鐵

食品之中的鐵，分成血基質鐵與非血基質鐵這2種，與肉類、魚類的蛋白質結合的鐵是血基質鐵，與植物性蛋白質結合的是非血基質鐵。

富含這類物質的食材

- ☑ 肝臟
- ☑ 牡蠣
- ☑ 蛤蜊
- ☑ 木棉豆腐
- ☑ 小松菜

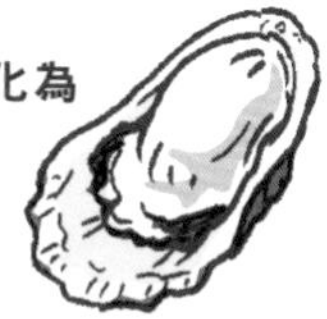

與蛋白質一起轉化為酵素原料

鋅

鋅與胺基酸轉化為蛋白質的過程，以及與免疫、抗氧化、身體成長等各種機能有關。

富含這類物質的食材

- ☑ 牡蠣
- ☑ 起司
- ☑ 豬肉
- ☑ 抹茶
- ☑ 牛肉

各種用途

蛋白質滿分食譜的重點

「早・午・晚」基本菜色（→ P118）

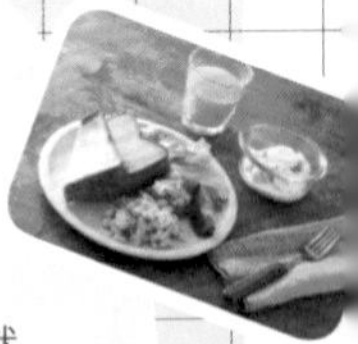

能充分攝取蛋白質的菜色

這是以蛋白質為主，在日常生活中就能利用的基本菜色

適合這類人！

- 想充分攝取蛋白質的人
- 在意營養均衡的人

Point

- ・蛋白質的分量比體重60kg的男性建議攝取量多一點
- ・兼顧了PFC平衡（P54）

美肌菜單（→ P122）

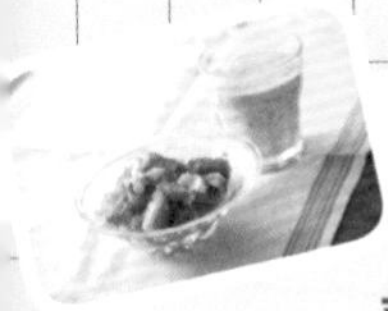

讓肌膚恢復彈性的料理

這是促進真皮層的膠原蛋白合成的菜色

適合這類人！

- 有肌膚問題的人
- 在意皺紋、鬆弛這類肌膚老化問題的人

Point

- ・除了蛋白質之外，還能大量攝取與膠原蛋白合成過程有關的維生素C
- ・儘量減少脂質的攝取

適合想增加肌肉的人吃的菜色（→ P126）

兼顧了蛋白質的量與質

大量攝取與增肌有關的蛋白質，以及減少脂質攝取的料理

適合這類人！

- 想快速增加肌肉量的人
- 希望提升運動表現的人

Point

- ・利用富含BCAA的雞肉或鮪魚，大量攝取能增加肌肉量的蛋白質
- ・也能攝取維生素B群與維生素D

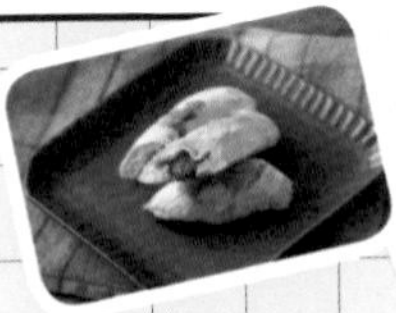

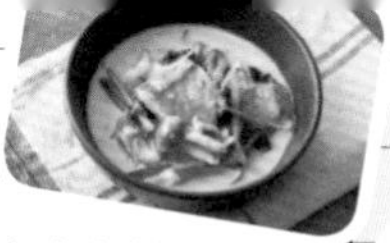

吃到撐
也能瘦下來的菜單（→ P130）

讓豆腐成為主角！吃不胖又能吃得飽

這種菜色除了卡路里不高，還能攝取大量的蛋白質，而且還能吃得飽

適合這類人！

- 正在減重的人
- 不想胖，卻又想吃得飽的人

Point

- 令人意外的是，高野豆腐或木棉豆腐這類很占肚子空間的食材，都含有大量的蛋白質
- 如果連甜點都是豆腐，就能壓低卡路里

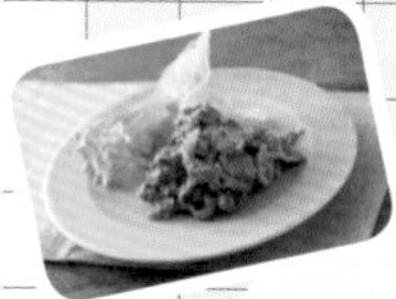

幫助消化的
蛋白質菜單（→ P134）

方便年長者入口的貼心料理

這個菜色除了能充分攝取蛋白質，還保有「方便入口」的口感

適合這類人！

- 消化能力變差，需要吃軟性食物的老年人
- 目前身體狀況不太好的人
- 不喜歡吃肉或魚的人

Point

- 柔軟的豆腐或雞蛋是非常理想的食材
- 肉類與魚肉可試著煮得方便入口

心靈富足
菜單（→ P138）

鐵與維生素B群能讓心靈恢復健康

這是能充分攝取蛋白質、維生素B群與鐵質的菜色，讓大腦製造更多調節心理狀態的「神經傳導物質」

適合這類人！

- 心情煩燥、沮喪的人
- 情緒起伏激烈的人

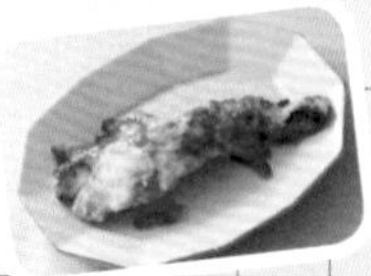

Point

- 除了蛋白質之外，也很建議多吃雞肉或是鮭魚這類有助心理健康的食材
- 能為大腦補充營養的魚油也很重要

「雞・豬・牛」
變化食譜（→ P142）

利用不同的部位、調味與烹調方式煮出吃不膩的料理！

替稀鬆平常的雞肉、豬肉、牛肉料理增添一些變化的菜色

適合這類人！

- 總是煮相同肉類料理的人
- 想煮一點功夫菜的人

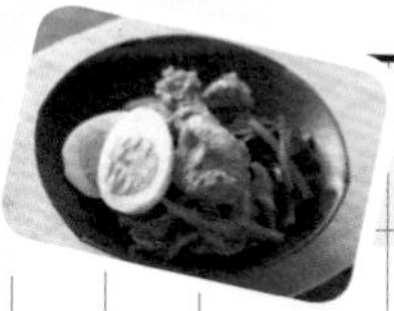

Point

- 雞翅膀含有大量的膠原蛋白
- 以不同的方式替豬肉調味
- 利用烤箱煮軟牛肉與保留肉汁

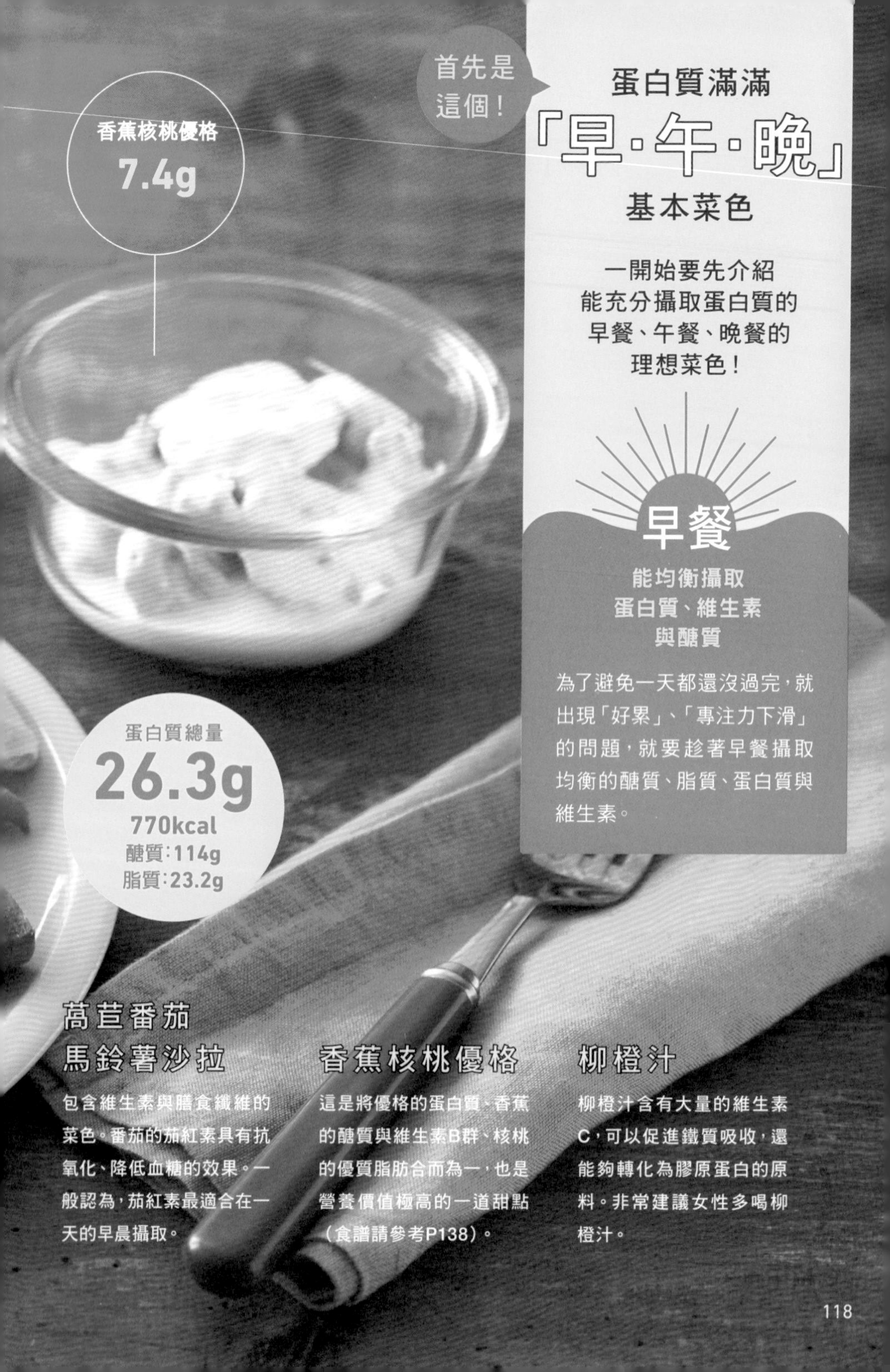

首先是這個！

蛋白質滿滿

「早·午·晚」基本菜色

一開始要先介紹
能充分攝取蛋白質的
早餐、午餐、晚餐的
理想菜色！

早餐

能均衡攝取蛋白質、維生素與醣質

為了避免一天都還沒過完，就出現「好累」、「專注力下滑」的問題，就要趁著早餐攝取均衡的醣質、脂質、蛋白質與維生素。

香蕉核桃優格
7.4g

蛋白質總量
26.3g
770kcal
醣質：114g
脂質：23.2g

萵苣番茄馬鈴薯沙拉

包含維生素與膳食纖維的菜色。番茄的茄紅素具有抗氧化、降低血糖的效果。一般認為，茄紅素最適合在一天的早晨攝取。

香蕉核桃優格

這是將優格的蛋白質、香蕉的醣質與維生素B群、核桃的優質脂肪合而為一，也是營養價值極高的一道甜點（食譜請參考P138）。

柳橙汁

柳橙汁含有大量的維生素C，可以促進鐵質吸收，還能夠轉化為膠原蛋白的原料。非常建議女性多喝柳橙汁。

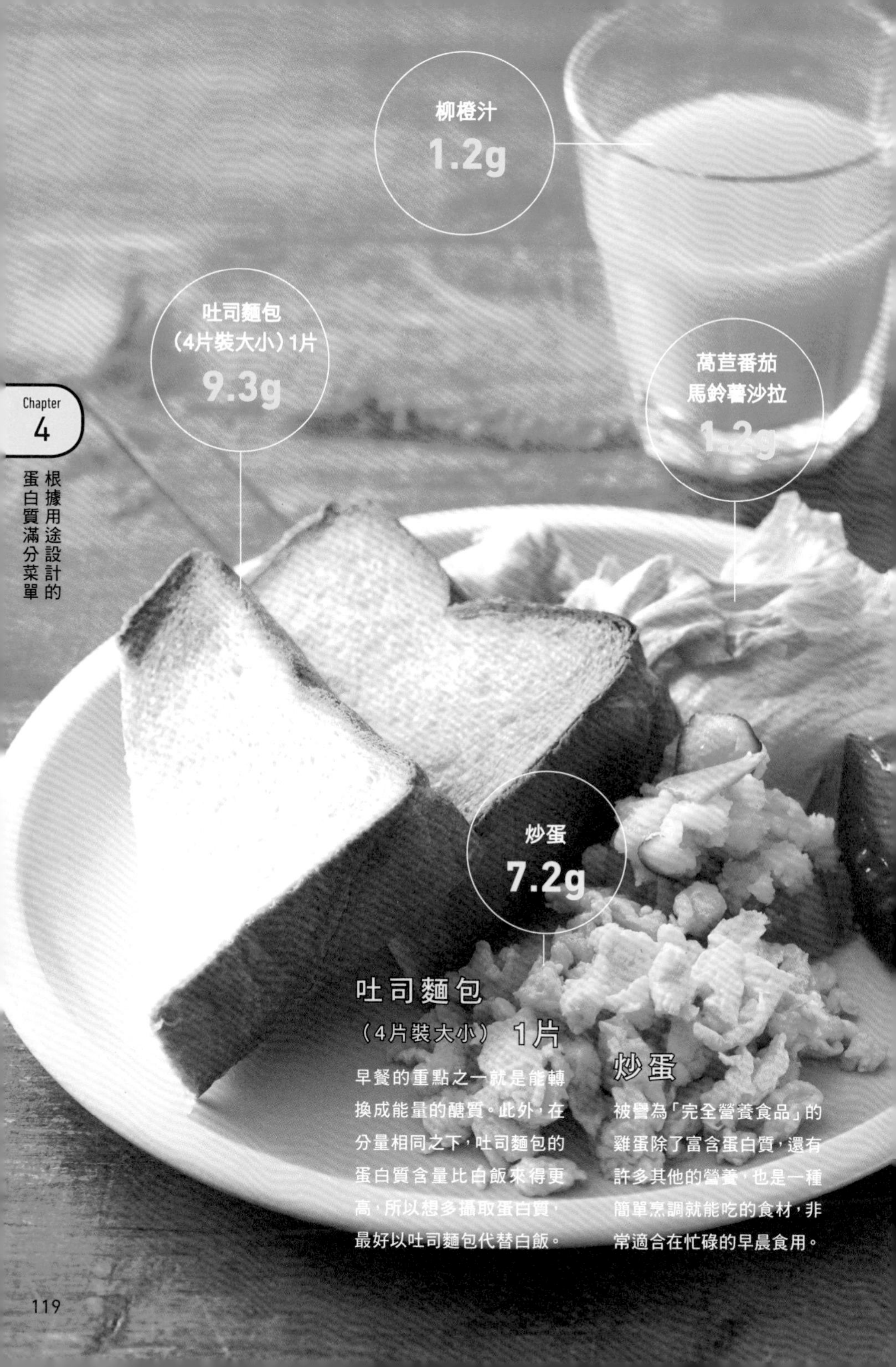
柳橙汁
1.2g
吐司麵包
（4片裝大小）1片
9.3g
萵苣番茄
馬鈴薯沙拉
1.2g
炒蛋
7.2g

吐司麵包

（4片裝大小） 1片

早餐的重點之一就是能轉換成能量的醣質。此外，在分量相同之下，吐司麵包的蛋白質含量比白飯來得更高，所以想多攝取蛋白質，最好以吐司麵包代替白飯。

炒蛋

被譽為「完全營養食品」的雞蛋除了富含蛋白質，還有許多其他的營養，也是一種簡單烹調就能吃的食材，非常適合在忙碌的早晨食用。

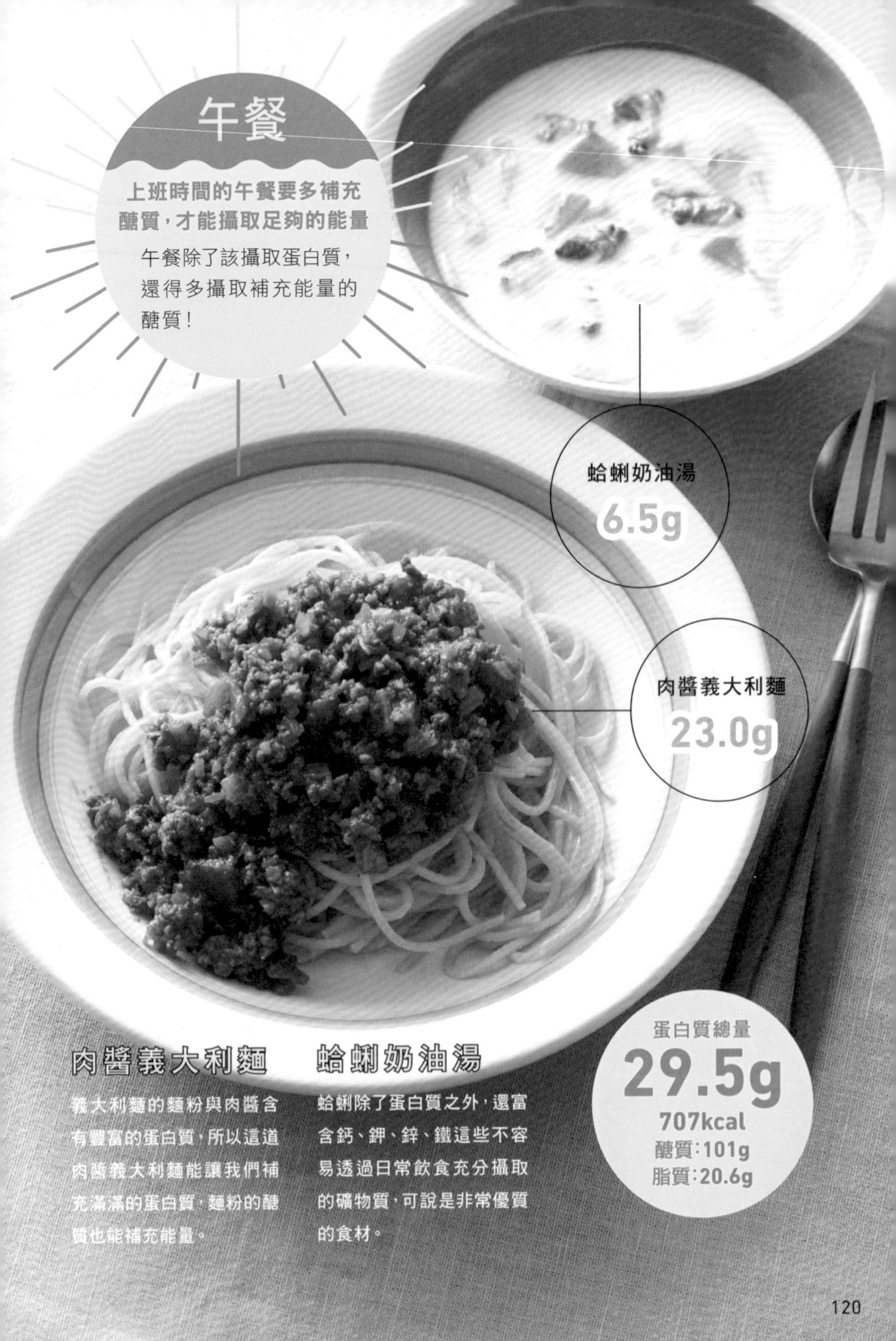

午餐

上班時間的午餐要多補充醣質，才能攝取足夠的能量

午餐除了該攝取蛋白質，還得多攝取補充能量的醣質！

蛋白質總量
29.5g
707kcal
醣質：101g
脂質：20.6g

肉醬義大利麵

義大利麵的麵粉與肉醬含有豐富的蛋白質，所以這道肉醬義大利麵能讓我們補充滿滿的蛋白質，麵粉的醣質也能補充能量。

蛤蜊奶油湯

蛤蜊除了蛋白質之外，還富含鈣、鉀、鋅、鐵這些不容易透過日常飲食充分攝取的礦物質，可說是非常優質的食材。

晚餐

利用蛋白質與消除疲勞的營養素面對明天

利用具有抗氧化效果的食材消除疲勞，建議在睡前2個小時之前吃完！

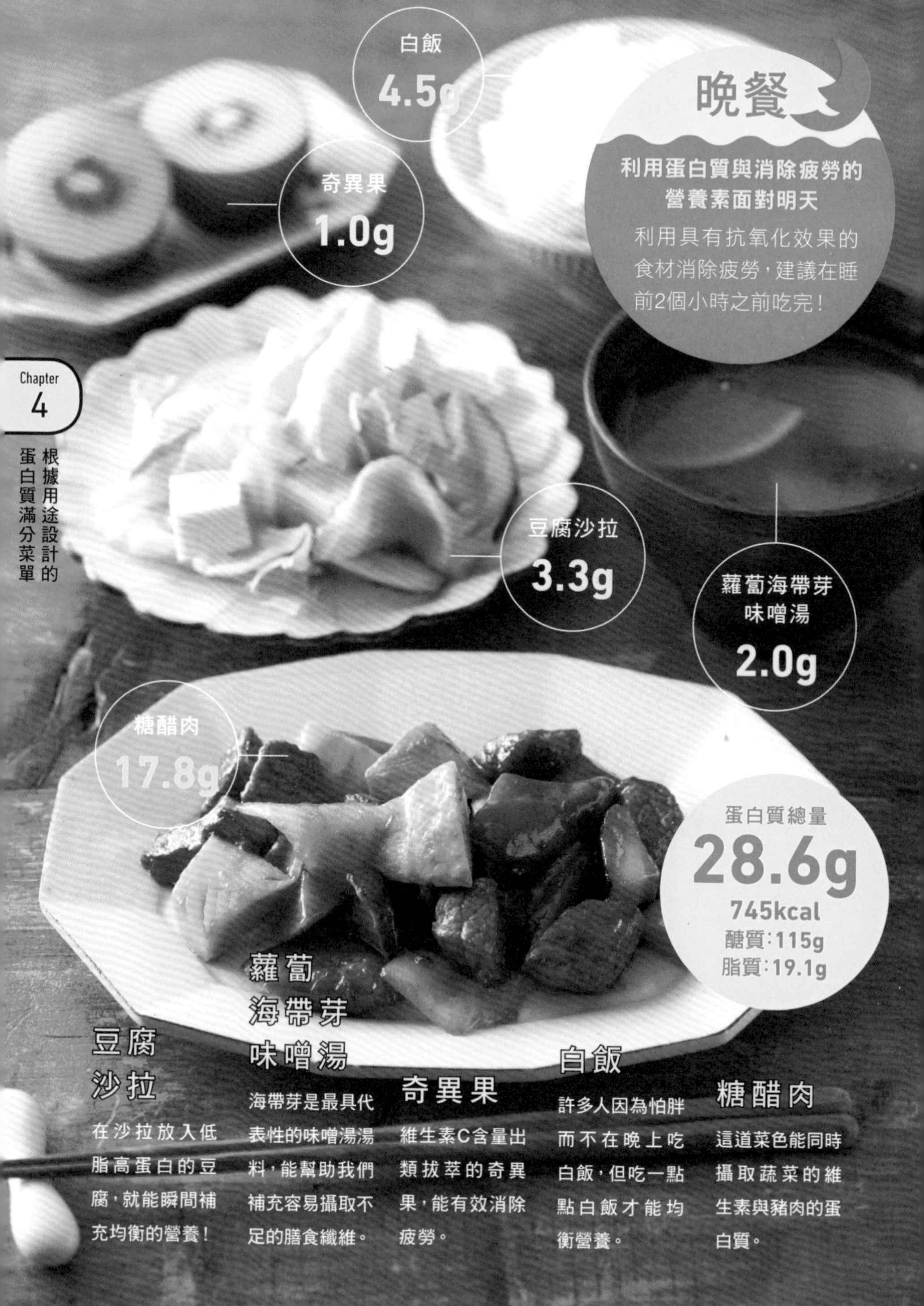
白飯 4.5g
奇異果 1.0g
豆腐沙拉 3.3g
蘿蔔海帶芽味噌湯 2.0g
糖醋肉 17.8g

蛋白質總量

28.6g

745kcal

醣質：115g

脂質：19.1g

豆腐沙拉

在沙拉放入低脂高蛋白的豆腐，就能瞬間補充均衡的營養！

蘿蔔海帶芽味噌湯

海帶芽是最具代表性的味噌湯湯料，能幫助我們補充容易攝取不足的膳食纖維。

奇異果

維生素C含量出類拔萃的奇異果，能有效消除疲勞。

白飯

許多人因為怕胖而不在晚上吃白飯，但吃一點點白飯才能均衡營養。

糖醋肉

這道菜色能同時攝取蔬菜的維生素與豬肉的蛋白質。

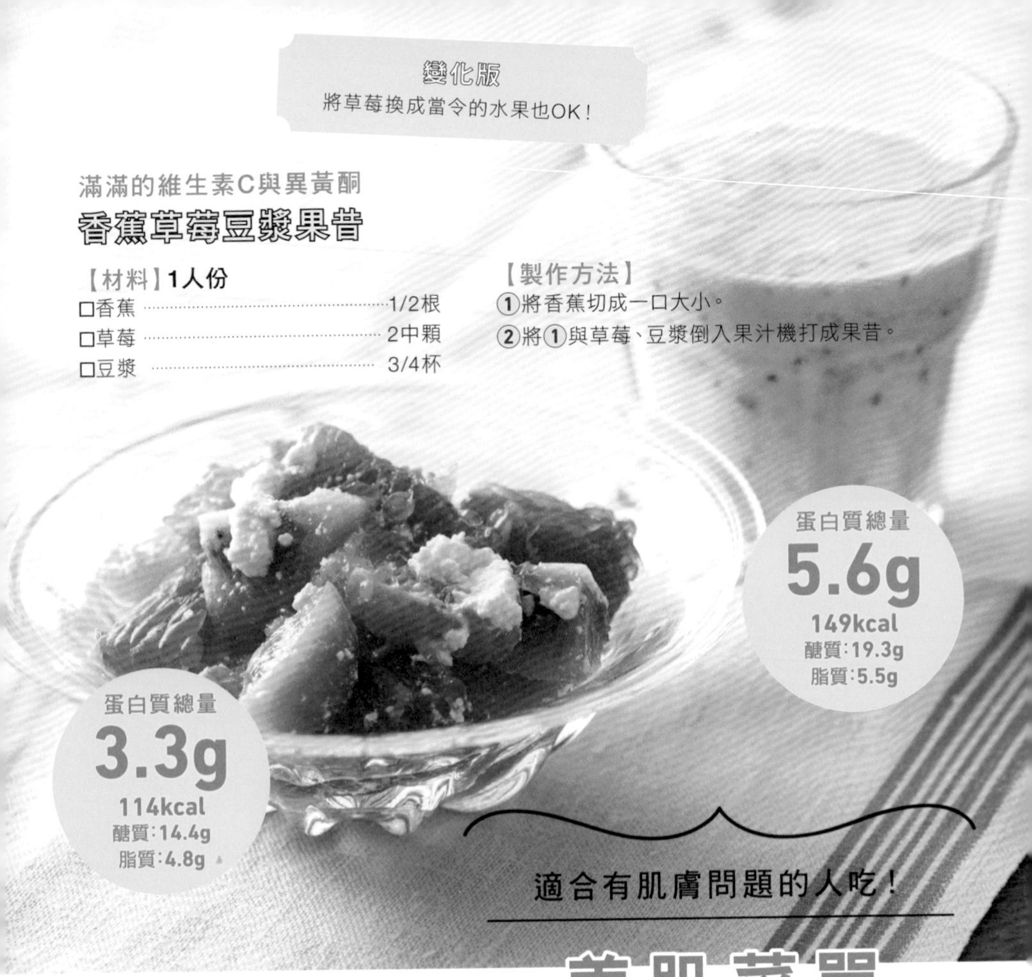

變化版

將草莓換成當令的水果也OK！

滿滿的維生素C與異黃酮

香蕉草莓豆漿果昔

【材料】**1人份**

- □香蕉……1/2根
- □草莓……2中顆
- □豆漿……3/4杯

【製作方法】

①將香蕉切成一口大小。

②將①與草莓、豆漿倒入果汁機打成果昔。

蛋白質總量
5.6g
149kcal
醣質：19.3g
脂質：5.5g

適合有肌膚問題的人吃！

美肌菜單

利用水果與起司
製作嶄新的沙拉

水果沙拉

蛋白質總量
3.3g
114kcal
醣質：14.4g
脂質：4.8g

【材料】**1人份**

- □葡萄柚……1/4顆
- □柳橙……1/4顆
- □奇異果……1/2顆
- □茅屋起司……15g
- Ⓐ
  - 橄欖油……1小匙
  - 檸檬汁……1/2小匙
  - 鹽……少許

【製作方法】

①將葡萄柚、柳橙、奇異果剝皮，再切成一口大小。

②將①的食材倒入大碗內，撒鹽之後靜置一會兒。

③將茅屋起司與食材Ⓐ倒入步驟②的大碗，再攪拌均勻。

變化版

可利用加工起司塊代替茅屋起司，但這時候就不需要加鹽

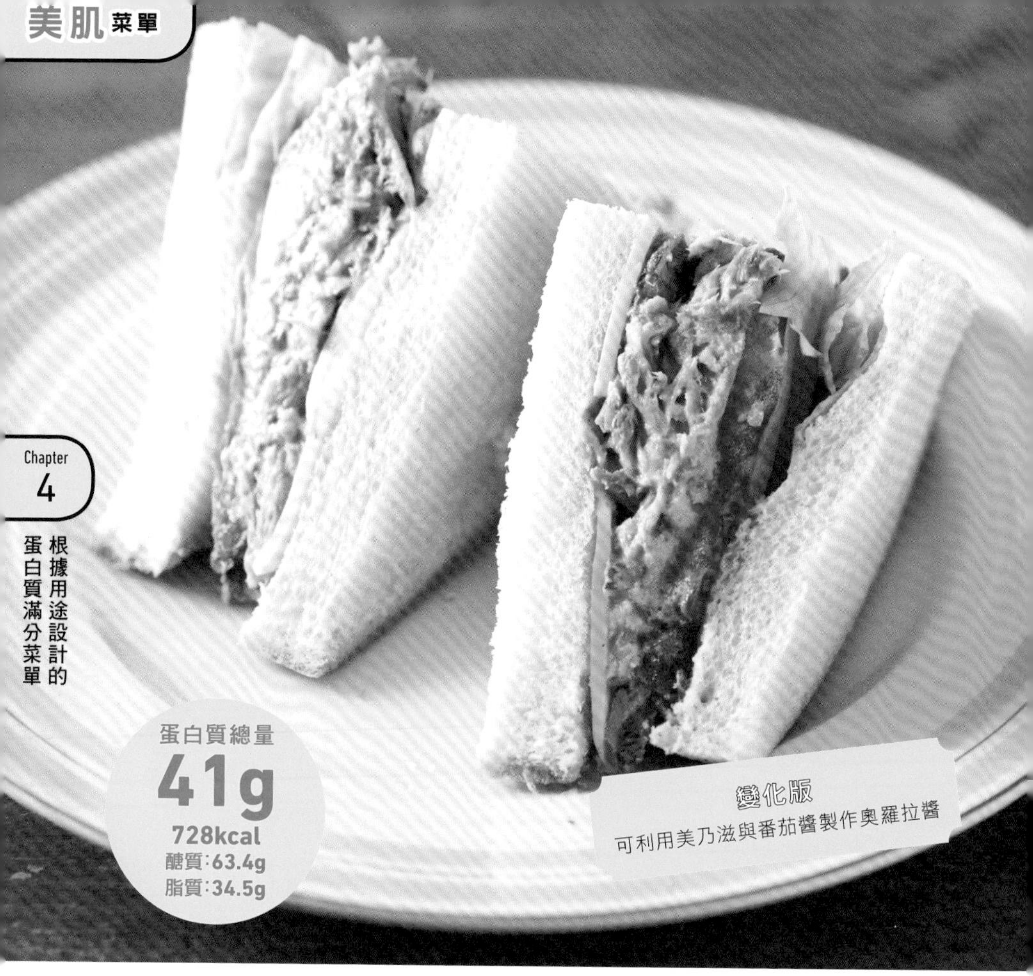
蛋白質總量
41g
728kcal
醣質：63.4g
脂質：34.5g
變化版
可利用美乃滋與番茄醬製作奧羅拉醬

利用具有優質脂質的鯖魚罐頭打造水潤的肌膚

鯖魚起司三明治

【材料】**1人份**

- □吐司麵包 …… 2片
- □水煮鯖魚罐頭 …… 2/3罐（100g）
- Ⓐ 美乃滋 …… 1大匙
  - 檸檬汁 …… 1小匙
  - 鹽 …… 少許
  - 粗粒胡椒粉 …… 少許
- □萵苣 …… 2片
- □番茄 …… 1/4中顆
- □起司片 …… 2片

【製作方法】

①將稍微瀝乾湯汁的鯖魚、食材Ⓐ倒入大碗再攪拌均勻。

②將撕成小片的起司鋪在吐司麵包上，再抹上步驟①的食材。

③將切成片的番茄、撕成小瓣的萵苣鋪在步驟②的食材上，再蓋上另一片吐司麵包，最後切成方便入口的大小即可。

只要10分鐘就能完成的湯品

雞肉高麗菜綜合湯

【材料】**1人份**

- □雞腿肉 ……… 30g
- □高麗菜 ……… 2片
- □牛奶 ……… 120ml
- □水 ……… 50ml
- □含鹽奶油 ……… 1/2小匙
- □高湯粉 ……… 1/3小匙
- □鹽、胡椒 ……… 少許

【製作方法】

1. 將雞肉、高麗菜切成一口大小。
2. 將奶油倒入鍋中，以小火融化之後，放入雞肉，將雞肉的表面煎至變色。
3. 倒入水、高麗菜、高湯粉，煮到雞肉熟透為止。
4. 倒入牛奶，再以鹽、胡椒調味即可。

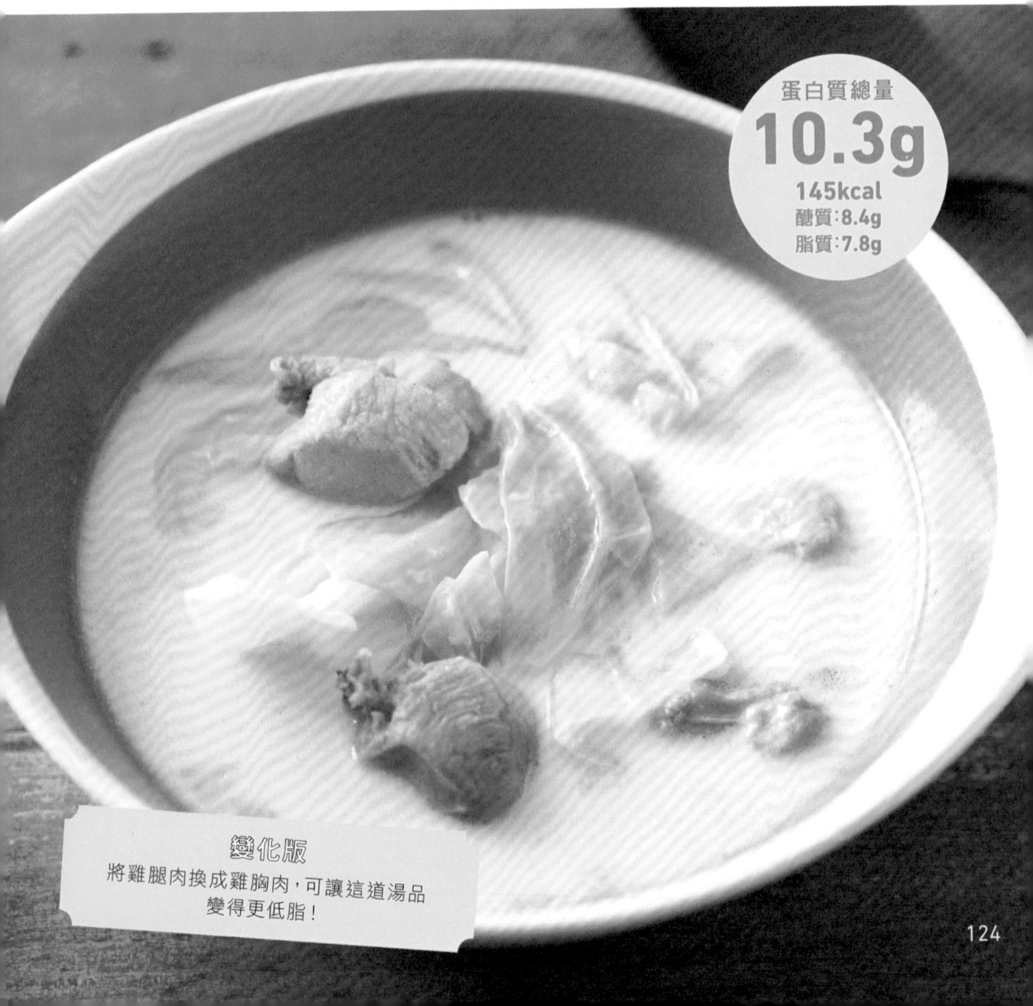

蛋白質總量
10.3g
145kcal
醣質:8.4g
脂質:7.8g

變化版
將雞腿肉換成雞胸肉，可讓這道湯品變得更低脂！

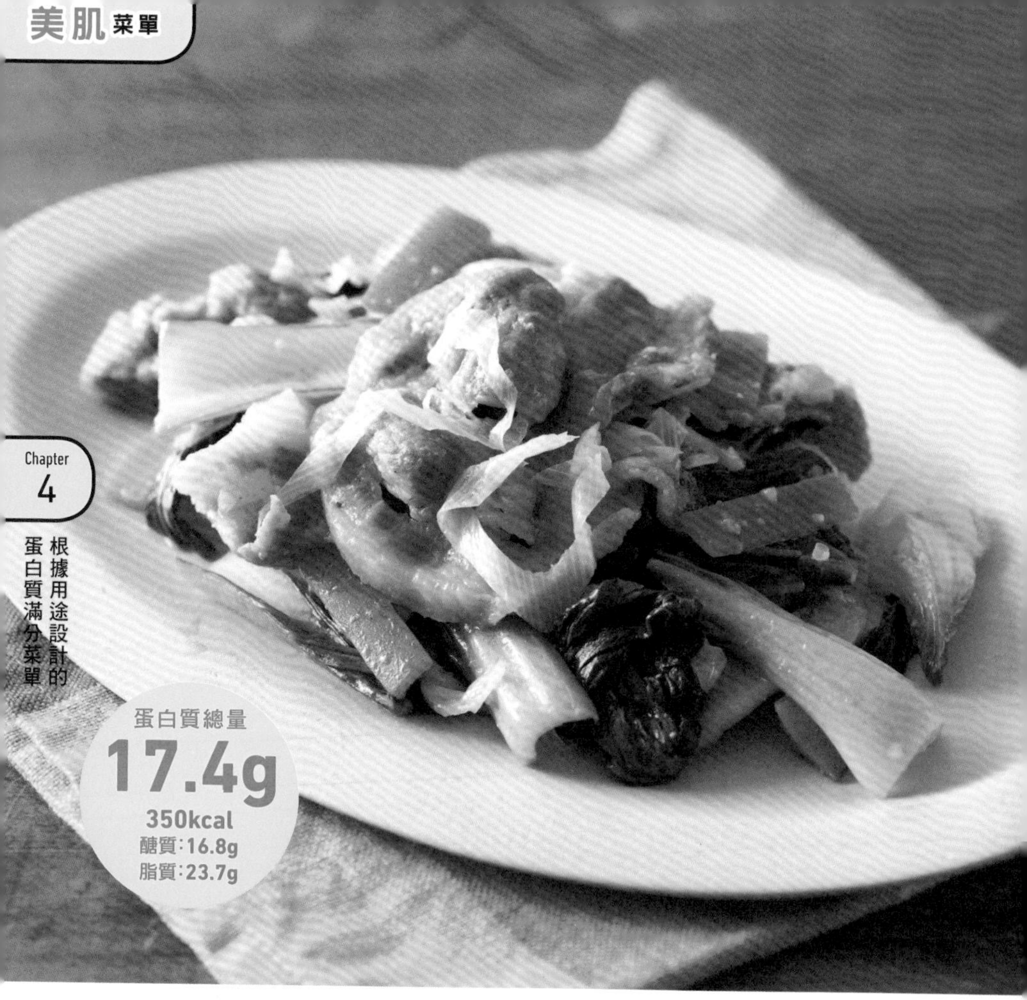

蛋白質總量
17.4g
350kcal
醣質：16.8g
脂質：23.7g

利用鹽麴的力量，調整腸道環境

鹽麴豬肉

【材料】**1人份**

- □豬肉 ………… 80g
- □鹽麴 ………… 12g
- □青江菜 ………… 1小株
- □胡蘿蔔 ………… 1/2小根
- □青蔥 ………… 1/2根
- □鹽、胡椒 ………… 少許
- □油 ………… 2小匙

【製作方法】

①將半量的鹽麴抹在豬肉表面。

②將青江菜切成4cm長，再將胡蘿蔔切成短片。青蔥以斜刀片成薄片。

③將油倒入平底鍋之後，以中火熱油，再倒入胡蘿蔔片炒至熟透，接著倒入青江菜與青蔥翻炒。

④倒入步驟①的食材，再以中火油煎。

⑤豬肉煎熟後，倒入剩下的鹽麴輕輕翻炒，再以鹽、胡椒調味即可。

低脂高蛋白！

適合想增加肌肉的人吃的菜色

很累也能大快朵頤的滋味

雞柳梅肉起司燒

【材料】2人份

- □雞柳 …… 3條
- □起司片 …… 1片
- □梅乾 …… 2顆
- □青紫蘇 …… 6片
- □油 …… 1大匙

【製作方法】

①先去除雞柳的筋，再從中間劃刀，將雞柳往左右攤平。

②去除梅乾的籽，再將梅乾剁成泥。

③將步驟②的食材抹在步驟①食材的內側。在每一塊片成薄片的雞柳鋪2片青紫蘇以及1/3片的起司之後捲緊雞柳。

④將油倒入平底鍋熱油，再將步驟③的食材放入鍋中。不時翻動鍋中的食材，直到煎熟為止。

縮短時間的祕訣
梅乾可換成梅乾醬

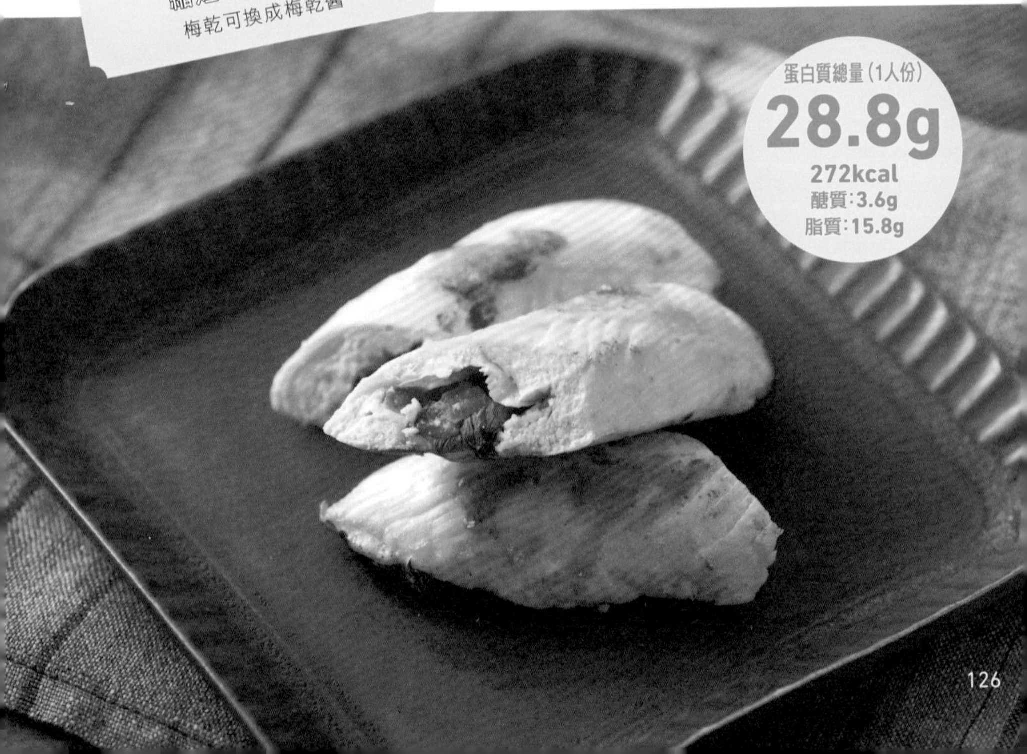

蛋白質總量（1人份）
28.8g
272kcal
醣質：3.6g
脂質：15.8g

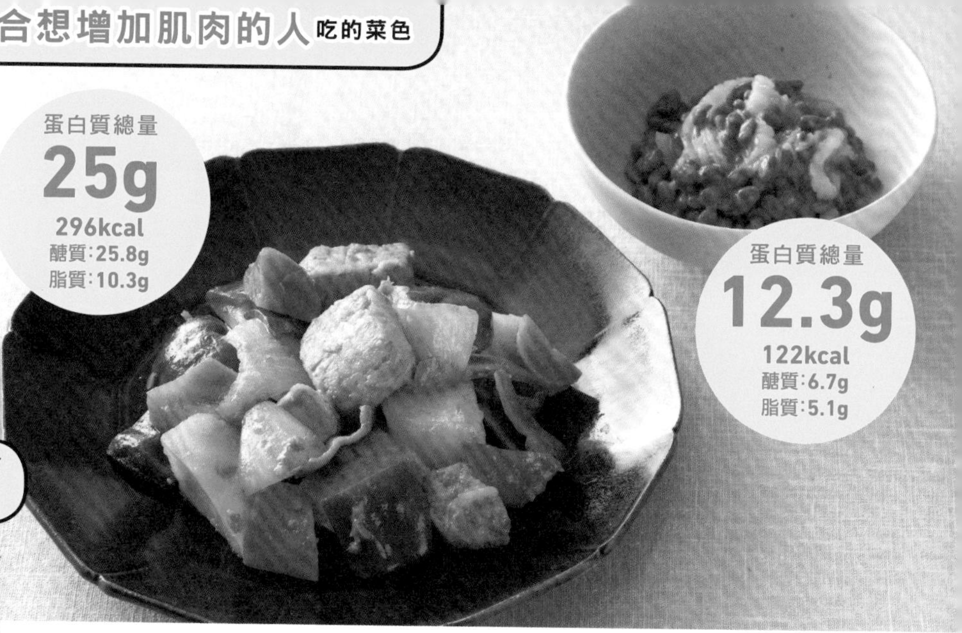

蛋白質總量
25g
296kcal
醣質：25.8g
脂質：10.3g

蛋白質總量
12.3g
122kcal
醣質：6.7g
脂質：5.1g

利用甜醋炒過更下飯

醋炒鮪魚

【材料】**1人份**

- □鮪魚……100g
  - 酒……1小匙
  - 太白粉……3g
- □胡蘿蔔……1/2小根
- □青椒……1/2顆
- □馬鈴薯……1小顆
- □洋蔥……1/4小顆
- Ⓐ
  - 醬油……1/2大匙
  - 砂糖……1小匙
  - 醋……1/2大匙
  - 番茄醬……1/2大匙
- □太白粉……少許
- □水（調勻太白粉用）……少許
- □油……1/2大匙

【製作方法】

① 將鮪魚切成4cm丁狀，再淋上酒。將胡蘿蔔、青椒以滾刀切成一口大小，再將馬鈴薯、洋蔥以滾刀切成4cm丁狀。

② 利用微波爐加熱胡蘿蔔（600W、3分鐘）與馬鈴薯（600W、5分鐘）。擦乾鮪魚，再裹上太白粉。

③ 利用平底鍋熱油後，倒入鮪魚，煎至表面稍微變色，再倒入洋蔥翻炒。

④ 炒到洋蔥變得透明後，倒入青椒、胡蘿蔔、馬鈴薯翻炒，再拌入食材Ⓐ。等到完全入味後，利用太白粉水一邊勾芡，一邊翻炒。

可同時攝取動物性與植物性蛋白質

烏賊納豆

【材料】**1人份**

- □納豆……1盒
- □隨附的納豆醬汁
- □烏賊素麵……適量

【製作方法】

① 將納豆、烏賊素麵，以及隨附的納豆醬汁拌在一起。

利用舞菇補充增加肌肉量所需的維生素D

鮭魚舞菇奶油焗烤

變化版
利用雞肉代替鮭魚也OK

【材料】**1人份**

- □鮭魚……1片
- □洋蔥……1/8小顆
- □舞菇……1/2包
- □牛奶……80ml
- □白醬……70g
- □高湯粉……1/3小匙
- □鹽、胡椒……少許
- □橄欖油……1/2大匙
- □披薩用起司……適量

【製作方法】

①將鮭魚切成4等分，再撒鹽（非事先準備的分量）醃漬。將洋蔥切成薄片，再將舞菇剝成容易入口的大小。

②以平底鍋熱油後，倒入洋蔥炒至透明，再倒入舞菇與鮭魚，煎到鮭魚表面稍微變色。

③將白醬倒入步驟②的鍋中，再慢慢拌入牛奶，避免醬汁變得太稀。

④為了避免湯汁冒出鍋外，改以小火加熱。倒入高湯粉之後，煮到所有食材熟透，再以鹽、胡椒調味，最後將所有食材倒入焗烤盤。

⑤鋪上起司，放入預熱至250℃的烤箱或電烤箱，烤到起司變色為止。

蛋白質總量
21.4g
382kcal
醣質：14.3g
脂質：26.6g

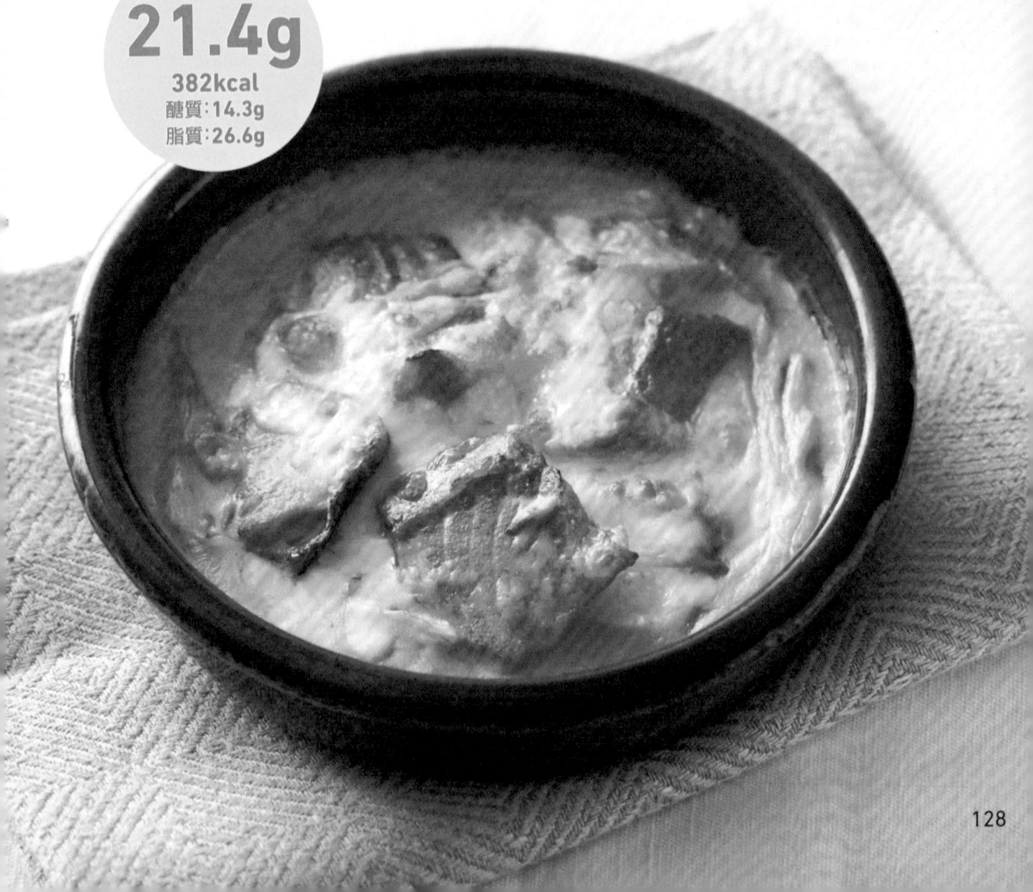

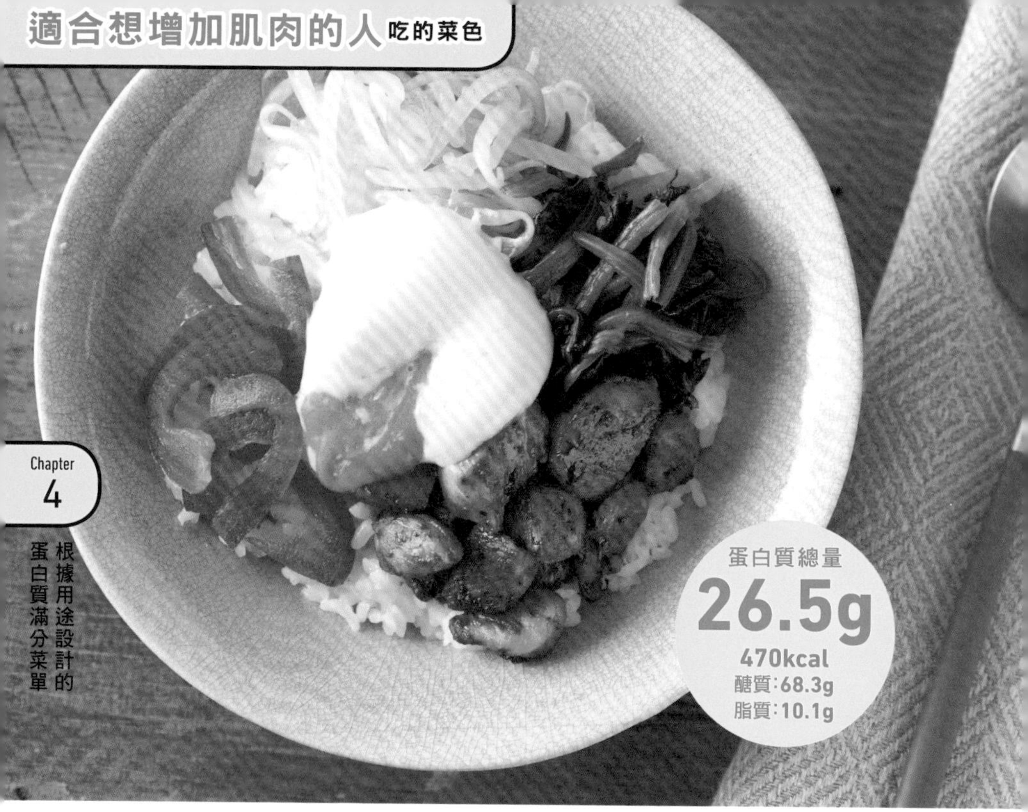
蛋白質總量
26.5g
470kcal
醣質：68.3g
脂質：10.1g

雞胸肉富含BCAA之一的白胺酸

雞肉拌飯

【材料】**1人份**

- □白飯 …… 150g
- □雞胸肉（去皮） …… 60g
- Ⓐ
  - 醬油 …… 1小匙
  - 味醂 …… 1小匙
  - 管裝蒜泥 …… 1g
- □麻油 …… 1/2小匙
- □小松菜 …… 60g
- Ⓑ
  - 鹽 …… 少許
  - 麻油 …… 適量
- □紅椒 …… 1/4顆
- □豆芽菜 …… 50g
- Ⓒ
  - 鹽 …… 少許
  - 麻油 …… 適量
- □溫泉蛋 …… 1顆
- □韓式辣醬 …… 適量

【製作方法】

①將雞肉切成1.5cm小丁，再以食材Ⓐ醃漬。

②切掉小松菜的根部，但不要讓小松菜散開，然後再整把切成4cm長。放入耐熱盤之後，以保鮮膜封好，再放進微波爐以600W加熱30秒。瀝乾水分後，拌入食材Ⓑ。

③紅椒去籽後切成薄片，放入耐熱盤之後，以保鮮膜封好，再放進微波爐以600W加熱30秒。瀝乾水分後，拌入食材Ⓒ。

④以平底鍋加熱麻油，再放入步驟①的食材油煎。

⑤在大碗鋪一層白飯，再鋪上步驟②～④的食材與溫泉蛋。最後可依照個人口味拌入韓式辣醬。

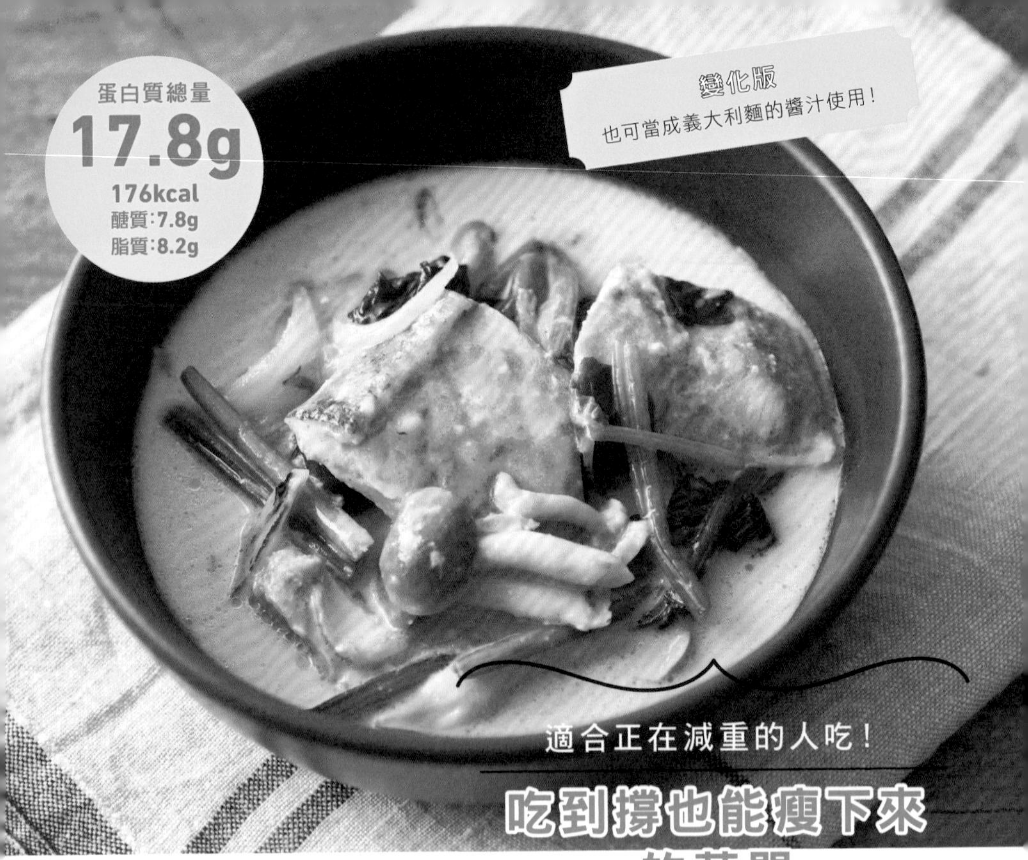
蛋白質總量
17.8g
176kcal
醣質:7.8g
脂質:8.2g
變化版
也可當成義大利麵的醬汁使用！
適合正在減重的人吃！
吃到撐也能瘦下來
的菜單

利用豆漿、菇類調整腸道環境

味噌豆漿奶油鮭魚

【材料】**1人份**

- □鮭魚 …… 1片
  - 鹽、胡椒 …… 少許
  - 低筋麵粉 …… 1/2小匙
- □熱水 …… 70ml
- □高湯粉 …… 少許
- □菠菜 …… 1株
- □洋蔥 …… 1/4小顆
- □鴻喜菇 …… 1/4包
- □豆漿 …… 60ml
- □味噌 …… 2/3小匙
- □油 …… 1小匙

【製作方法】

①將菠菜切成4cm長，再將洋蔥切成薄片。鴻喜菇將根部切掉後再拆成散株。

②鮭魚先切成4等分，再撒一點鹽與胡椒。利用餐巾紙擦乾水氣，再裹一層低筋麵粉。

③將油倒入平底鍋，再以中火熱油，倒入洋蔥炒到透明為止。接著倒入鴻喜菇、菠菜，炒到菠菜變軟為止。之後放入鮭魚，輕輕翻炒，避免鮭魚被炒散。

④將高湯倒入步驟③的鍋中，再倒入熱水，以小火煮滾後再加入味噌。

⑤倒入豆漿，以小火煮滾後立刻關火。

有豆腐和黃豆的話，沒肉也能吃得心滿意足！

滿滿黃豆的乾咖哩

【材料】1人份

- □白飯 …… 150g
- □木棉豆腐 …… 1/4塊
- □水煮黃豆 …… 30g
- □洋蔥 …… 1/4中顆
- □胡蘿蔔 …… 1/2中根
- □油 …… 1小匙
- A
  - 咖哩粉 …… 1/2小匙
  - 水 …… 1大匙
  - 番茄醬 …… 1大匙
  - 伍斯特醬 …… 1/2大匙
  - 高湯粉 …… 1/3小匙
  - 鹽、胡椒 …… 少許

【製作方法】

1. 將豆腐放入微波爐，以600W加熱90秒再瀝乾水分。洋蔥與胡蘿蔔先切成末。
2. 以平底鍋熱油後，倒入洋蔥炒至透明，再倒入胡蘿蔔拌炒。
3. 加入步驟①的豆腐，一邊壓扁，一邊翻炒，再倒入黃豆翻炒。均勻拌入食材A。
4. 在盤子盛飯後，再淋上步驟③的食材。

蛋白質總量
16.4g
488kcal
醣質:78.8g
脂質:11.9g

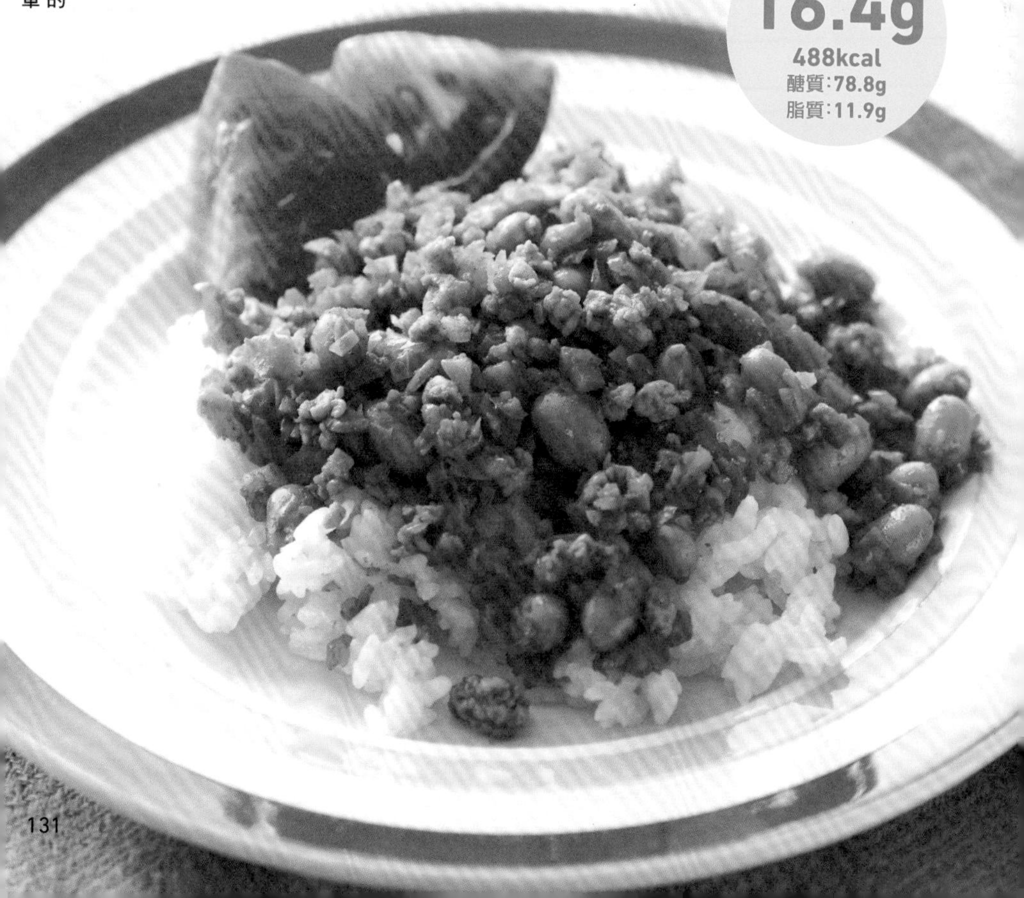

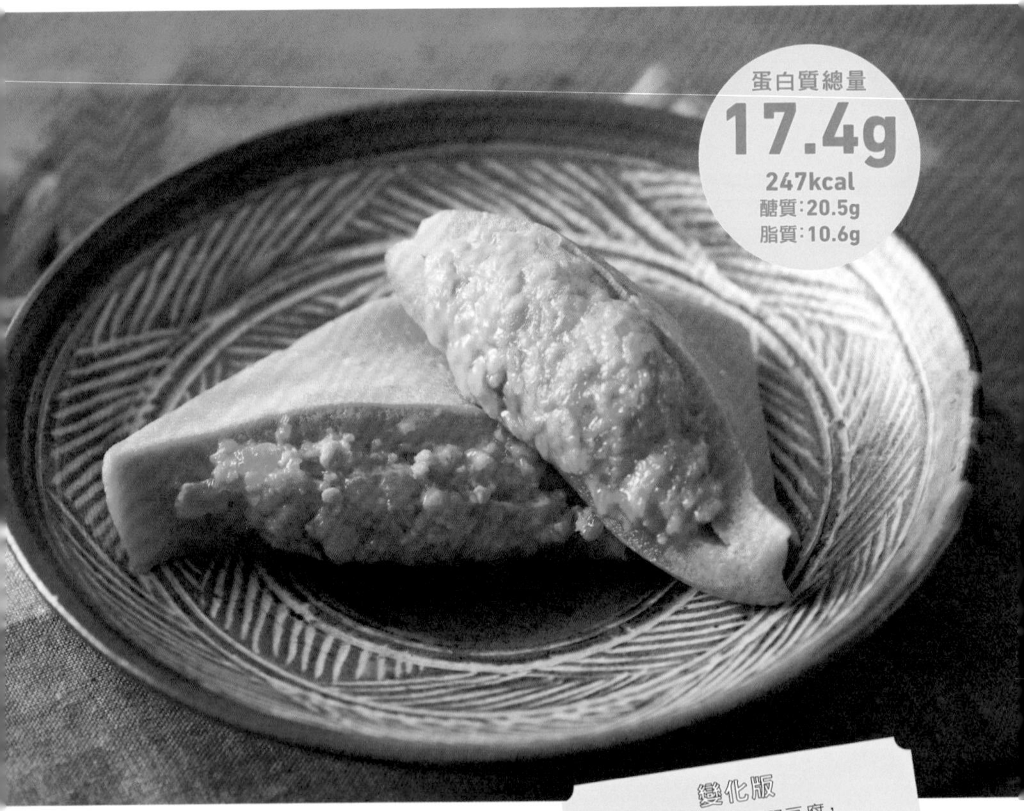
蛋白質總量
17.4g
247kcal
醣質:20.5g
脂質:10.6g

變化版
如果不愛吃高野豆腐，
可將鑲在裡面的雞絞肉揉成肉丸，
與木棉豆腐一起煮

明明卡路里很低，分量卻很夠！

高野豆腐鑲雞絞肉

【材料】**1人份**

- □高野豆腐 …… 1片
- □雞絞肉 …… 40g
- □洋蔥 …… 1/8小顆
- □鹽 …… 少許
- Ⓐ
  - 胡椒 …… 少許
  - 醬油 …… 1/2小匙
  - 酒 …… 1/2小匙
- □太白粉 …… 1小匙

〈滷汁〉

- Ⓑ
  - 水 …… 80ml
  - 麵味露 …… 1/3小匙
  - 醬油 …… 1大匙
  - 味醂 …… 1大匙
  - 鹽 …… 少許
  - 砂糖 …… 1/2小匙

【製作方法】

①將高野豆腐泡進溫水，泡發後，切成2個三角形，再於三角形的剖面切出一道刀口。

②將絞肉、鹽倒入大碗內，攪拌至絞肉出現黏性之後，將切成末的洋蔥與食材Ⓐ倒入大碗，再攪拌均勻。

③將步驟②的食材填入步驟①的高野豆腐的刀口之中，再於看得到食材的剖面沾一些太白粉。

④將食材Ⓑ倒入鍋中，加熱至60～70℃（大約是鍋緣的滷汁稍微冒泡泡的程度），再放入步驟③的高野豆腐。

⑤以小火慢煮，直到高野豆腐裡面的食材煮熟為止。過程中，記得不時撈掉浮沫。煮熟後放在鍋中，等到要吃的時候再撈起來盛盤即可。

如果很想吃甜食的話

豆腐地瓜

【材料】鋁箔烤杯4個

- 口地瓜 ……… 1/2大顆
- 口木棉豆腐 ……… 1/4塊
- 口蛋黃 ……… 1顆
- 口砂糖 ……… 2大匙

【製作方法】

①地瓜先去皮，再切成1.5cm厚的片狀。裝入保鮮袋後，再放入微波爐以500W加熱10分鐘。

②地瓜變軟後，直接在保鮮袋裡面壓成泥。

③將瀝乾水分的木棉豆腐與砂糖倒入步驟②的食材內，再於大碗攪拌均勻。

④攪拌至質地綿滑的程度之後，利用湯匙挖到鋁箔烤杯之中，再抹成漂亮的形狀。

⑤將蛋汁塗抹在食材表面，再放進電烤箱烤8分鐘。

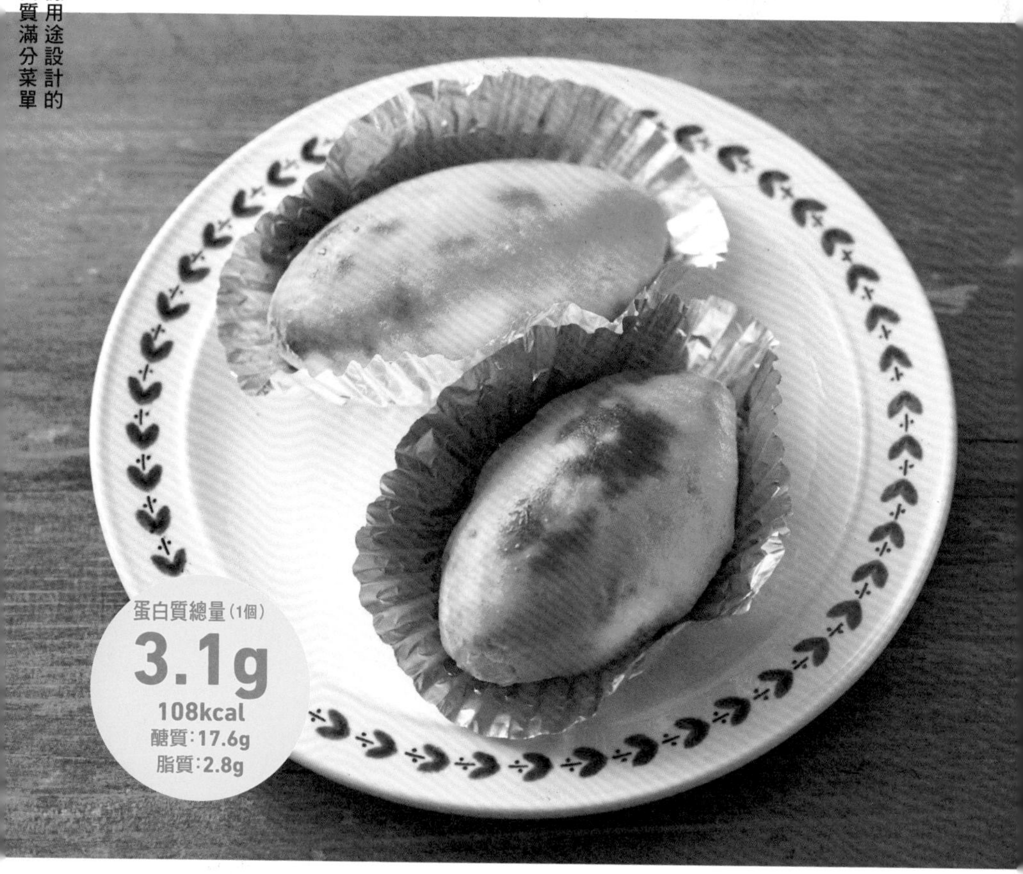

蛋白質總量(1個)
3.1g
108kcal
醣質:17.6g
脂質:2.8g

適合胃腸不好的人與年長者

幫助消化的蛋白質菜單

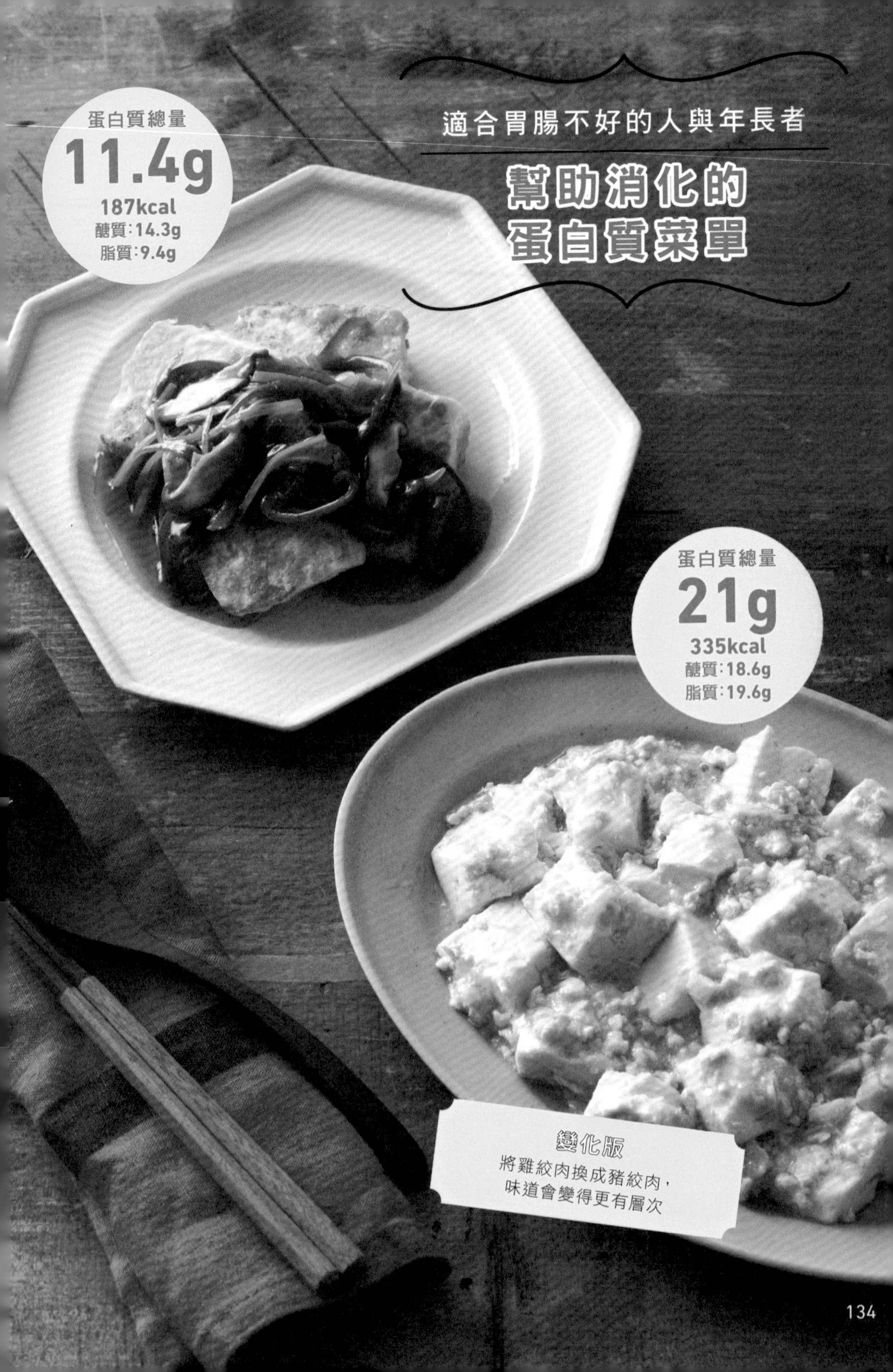

蛋白質總量
11.4g
187kcal
醣質：14.3g
脂質：9.4g

蛋白質總量
21g
335kcal
醣質：18.6g
脂質：19.6g

變化版
將雞絞肉換成豬絞肉，
味道會變得更有層次

利用勾芡讓蔬菜更容易入口

義式勾芡豆腐

【材料】**1人份**

- □木棉豆腐……1/3塊
  - 麵粉（低筋麵粉）……2/3小匙
  - 雞蛋……1/3顆
  - 起司粉……1/3小匙
- □胡蘿蔔……1/4小根
- □青椒……1/2顆
- □香菇……1/2朵
- □油……約1小匙
- □熱水……80ml
- □雞高湯粉……1/3小匙
- Ⓐ
  - 醋……1/2小匙
  - 醬油……2小匙
  - 砂糖……2/3小匙
- □太白粉……1小匙
- □水（調勻太白粉用）……適量

【製作方法】

①將雞高湯粉倒入熱水中，等雞高湯粉溶化後，倒入食材Ⓐ，調成綜合調味料。

②將豆腐包在餐巾紙裡，再放入微波爐以600W加熱90秒。將豆腐切成一口大小後，均勻裹上一層低筋麵粉。

③將雞蛋、起司粉倒入大碗，攪拌均勻之後，放入豆腐，裹一層蛋液與起司粉。

④以平底鍋熱油後，以中小火將步驟③的食材煎至兩面變色，再將食材盛盤。

⑤將切成絲的胡蘿蔔、青椒直接倒入剛剛煎豆腐的鍋中，炒到變軟後，再倒入切成薄片的香菇，然後快速翻炒。

⑥倒入步驟①的食材，煮滾1分鐘，再拌入太白粉水，然後淋在步驟④的食材上。

豆腐與雞絞肉都很容易消化

鹽味麻婆豆腐

【材料】**1人份**

- □木棉豆腐……1/3塊
- □雞絞肉……60g
- □青蔥……1/4根
- □管裝薑泥……1/2小匙
- □管裝蒜泥……1/2小匙
- □麻油……1/2大匙
- □鹽……少許
- □胡椒……少許
- Ⓐ
  - 水……70ml
  - 酒……1/2大匙
  - 味醂……1/2大匙
  - 鹽……少許
  - 雞高湯粉……1/4小匙
  - 太白粉……2小匙

【製作方法】

①將青蔥切成蔥末。

②拌勻食材Ⓐ，調成綜合調味料。

③將麻油倒入平底鍋加熱後，倒入蔥末、薑泥與蒜泥拌炒。

④將雞絞肉倒入步驟③的鍋中，稍微炒開後，倒入鹽與胡椒調味。

⑤在雞絞肉完全炒熱之前，倒入豆腐拌炒。

⑥雞絞肉與豆腐都熟透之後，倒入步驟②的食材拌炒。

利用奇異果讓肉變軟

香煎味噌豬肉

【材料】**1人份**

- □豬肉 ……… 80g
- □味噌 ……… 2小匙
- □奇異果 ……… 1/4顆
- □油 ……… 1小匙

【製作方法】

①將奇異果壓成泥，再與味噌拌在一起。

②將步驟①的食材抹在豬肉表面。

③以平底鍋熱油，再放入步驟②的食材油煎。

適合牙口不好的人！口感軟嫩的菜色

雞柳滿滿的豆漿茶碗蒸

縮短時間的祕訣

除了蒸之外，也可以放進微波爐以500W加熱3～4分鐘

【材料】**1人份**

- □豆漿 ……… 1/2杯
- □雞蛋 ……… 1顆
- □高湯粉 ……… 少許
- □醬油 ……… 3g
- □雞柳 ……… 15g
- 　鹽 ……… 少許
- □胡蘿蔔 ……… 1/6根
- □舞菇 ……… 適量
- □鴨兒芹 ……… 適量

【製作方法】

①將雞柳切成一口大小後，在表面均勻撒鹽。將胡蘿蔔切成短片，再將舞菇剝散。

②將蛋汁、高湯粉倒入大碗拌勻後，一邊過濾，一邊將豆漿倒入碗中，再拌入醬油。

③將步驟①與②的食材倒入耐熱杯，再蓋上鋁箔紙，然後在鋁箔紙戳出5個洞左右。

④將水倒入鍋中，再將步驟③的食材排在鍋子裡，然後以大火加熱至水沸騰，再轉成小火，持續加熱15分鐘。最後鋪上鴨兒芹就完成了。

利用蘿蔔泥的酵素促進消化與吸收

薑燒勾芡鯖魚茄子

【材料】**1人份**

- □鯖魚 ……… 80g
- Ⓐ 薑泥 ……… 3g
- Ⓐ 醬油 ……… 2/3小匙
- □茄子 ……… 1小根
- □油 ……… 1小匙
- □太白粉 ……… 1小匙
- □蘿蔔 ……… 3cm
- □珠蔥 ……… 1根
- Ⓑ 薑汁 ……… 3g
- Ⓑ 水 ……… 50ml
- Ⓑ 高湯粉 ……… 少許
- Ⓑ 鹽 ……… 少許
- Ⓑ 味醂 ……… 1/2大匙
- Ⓑ 醬油 ……… 1/2小匙
- □太白粉 ……… 2/3小匙
- □水（調勻太白粉用） ……… 少許

【製作方法】

①鯖魚先去除小骨頭，再切成2cm寬的片狀，然後泡在食材Ⓐ裡面。茄子先以滾刀切成3cm大小的丁狀，珠蔥則切成蔥花。將蘿蔔磨成泥之後，瀝乾水分備用。

②以平底鍋熱油後，放入瀝乾水分，表面裹了一層太白粉的鯖魚。

③倒入茄子，炒到變軟，再將鯖魚與茄子盛入盤子裡。

④將食材Ⓑ倒入鍋中煮滾，再倒入蘿蔔泥，最後以太白粉水勾芡。

⑤將步驟④芡汁淋在步驟③的食材上，再點綴些許珠蔥即可。

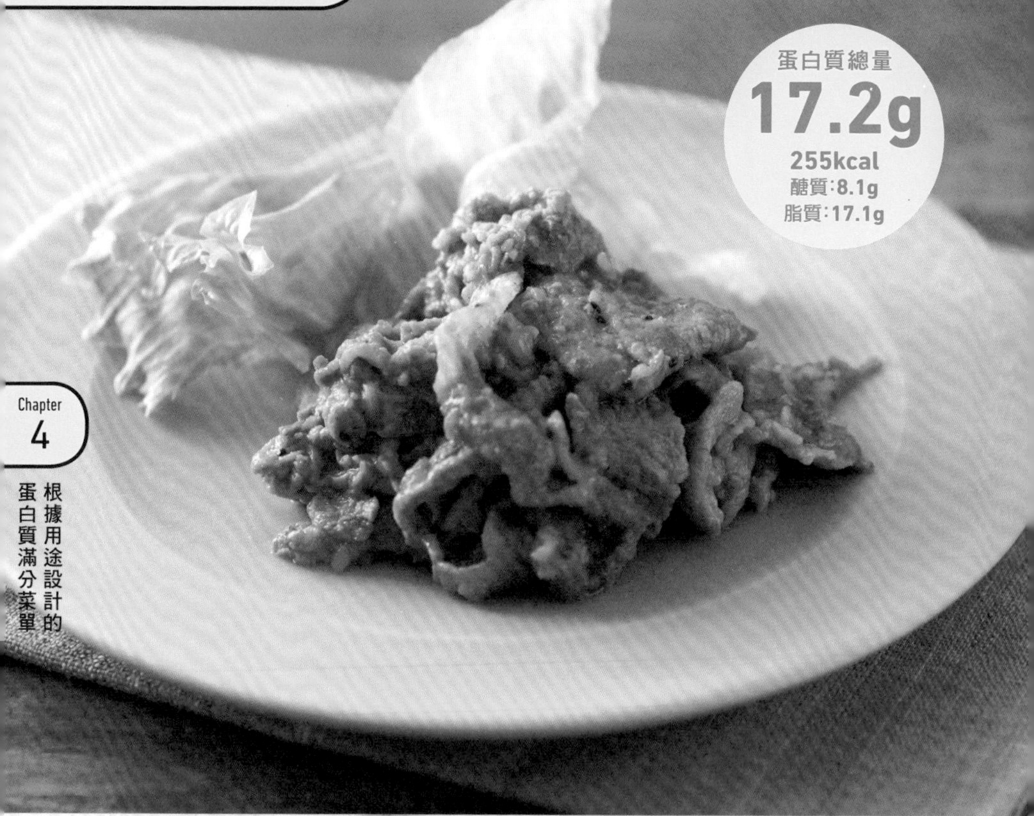
蛋白質總量
17.2g
255kcal
醣質:8.1g
脂質:17.1g

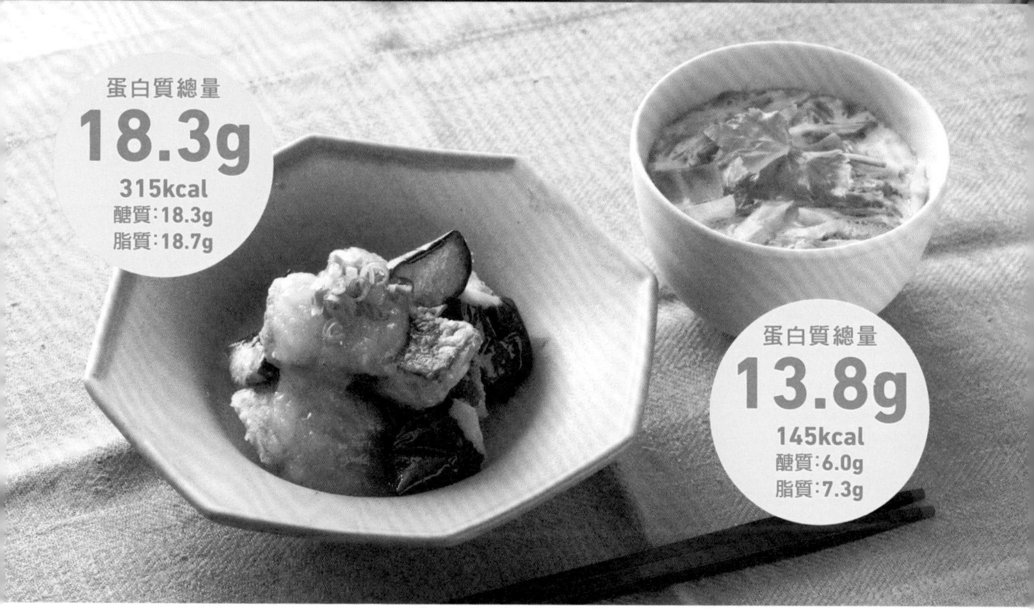
蛋白質總量
18.3g
315kcal
醣質:18.3g
脂質:18.7g
蛋白質總量
13.8g
145kcal
醣質:6.0g
脂質:7.3g

身心都得到滿足

心靈富足菜單

香蕉含有讓心靈放鬆的色胺酸

香蕉核桃優格

【材料】**1人份**

- □優格 ……… 2/3杯
- □香蕉 ……… 1根
- □核桃 ……… 適量
- □蜂蜜 ……… 適量

【製作方法】

①將香蕉切成一口大小，將核桃壓成方便入口的小碎片。

②將優格與步驟①的食材倒入碗中拌勻，再淋上蜂蜜。

腰果也富含色胺酸

腰果炒雞肉

【材料】**1人份**

- □雞胸肉 ……… 80g
- Ⓐ
  - 鹽 ……… 少許
  - 薑汁 ……… 少許
  - 酒 ……… 少許
  - 太白粉 ……… 少許
- □腰果 ……… 30g
- □水煮竹筍 ……… 10g
- □乾香菇 ……… 2朵
- □青蔥 ……… 1/4根
- □薑 ……… 2g
- □蒜 ……… 2g
- □辣椒 ……… 少許
- □油 ……… 1小匙
- Ⓑ
  - 醬油 ……… 1小匙
  - 酒 ……… 1小匙
  - 砂糖 ……… 少許
- □太白粉 ……… 少許
- □水（調勻太白粉用） ……… 少許

【製作方法】

①將雞胸肉切成1.5cm大小的丁狀，再以食材Ⓐ醃漬。

②將竹筍、泡發的乾香菇切成骰子大小的丁狀，青蔥、薑、蒜切成末，辣椒切成小段。

③以平底鍋熱油，再倒入薑末、蒜末、蔥末與辣椒爆香。

④倒入雞胸肉炒熱後，再倒入竹筍與香菇一起拌炒。

⑤倒入腰果，再倒入食材Ⓑ調味，最後以太白粉水勾芡。

※關於色胺酸的說明請參考P40

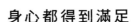

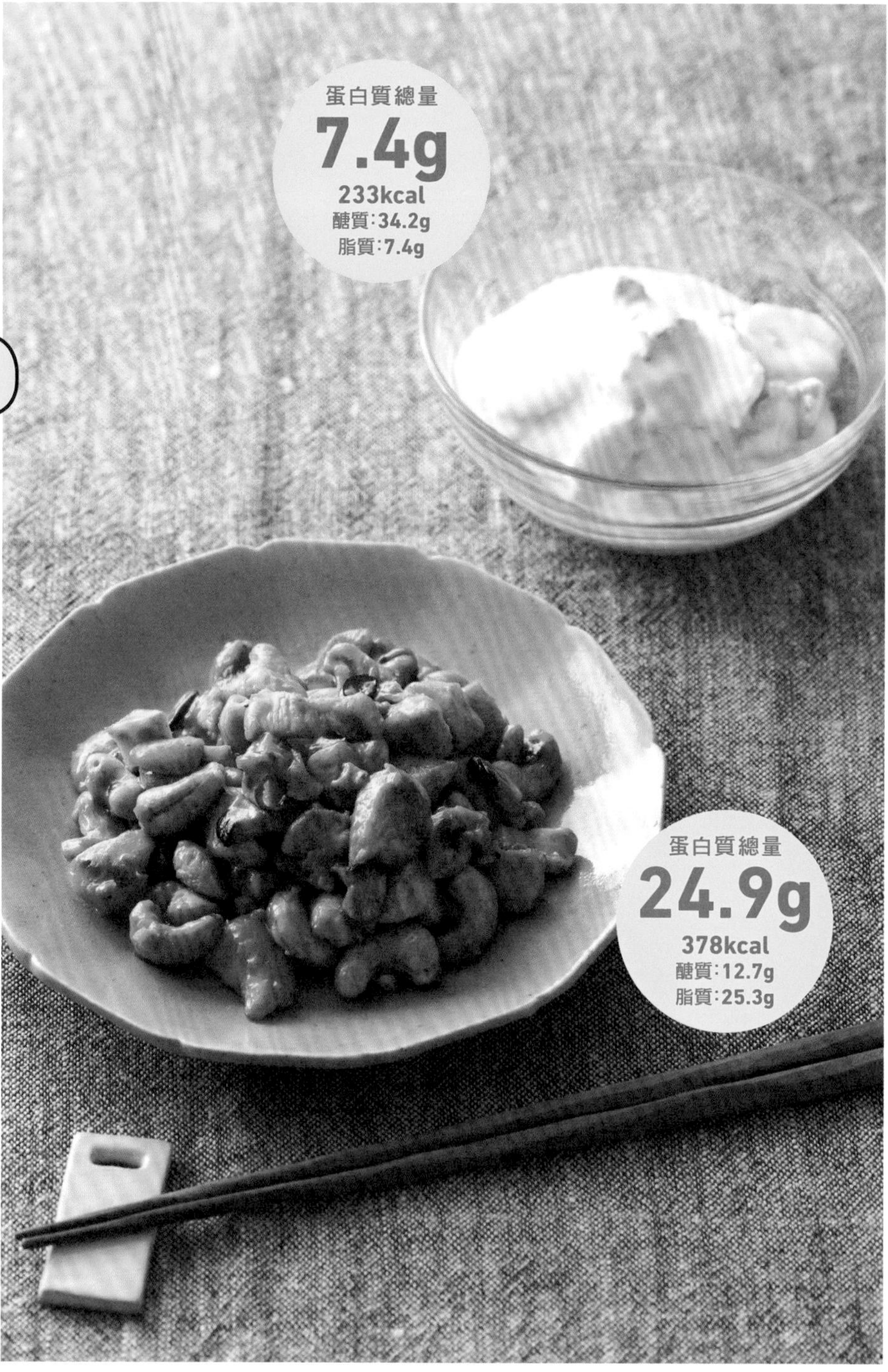
蛋白質總量
7.4g
233kcal
醣質:34.2g
脂質:7.4g
蛋白質總量
24.9g
378kcal
醣質:12.7g
脂質:25.3g

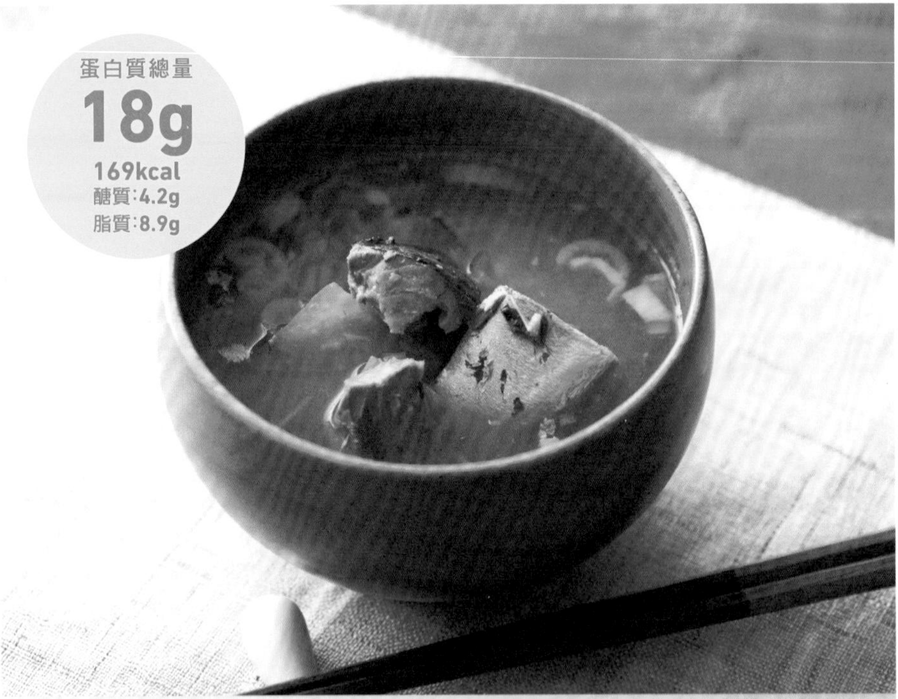
蛋白質總量
18g
169kcal
醣質:4.2g
脂質:8.9g

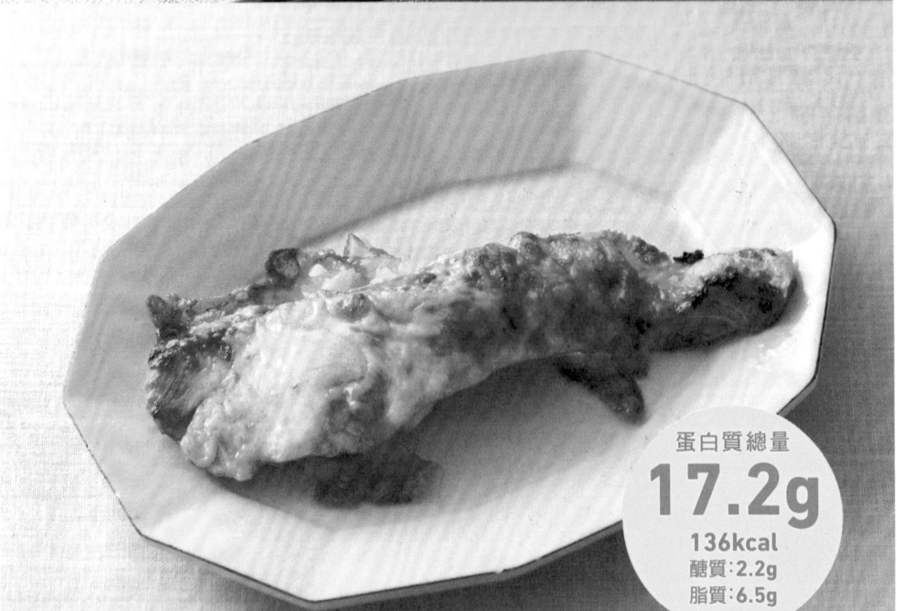
蛋白質總量
17.2g
136kcal
醣質:2.2g
脂質:6.5g

鯖魚含有照顧心理健康的蛋白質、「EPA」與「DHA」！

鯖魚味噌湯

【材料】1人份

- □水煮鯖魚罐頭 …… 1/2罐
- □蘿蔔 …… 適量
- □青蔥 …… 3g
- □水 …… 150ml
- □高湯粉 …… 1/3小匙
- □味噌 …… 1小匙

【製作方法】

1. 蘿蔔切成半月形片狀，青蔥切成蔥花。
2. 將高湯粉倒入水裡加熱後，放入蘿蔔，煮到熟透為止。
3. 將鯖魚、青蔥倒入鍋中，稍微加熱之後關火，再調入味噌。

補充照顧大腦健康的脂質與蛋白質

鮭魚味噌起司燒

【材料】1人份

- □鮭魚 …… 1片
  - 酒 …… 少許
  - 鹽 …… 少許
- □味噌 …… 1/2小匙
- □披薩用起司 …… 適量

【製作方法】

1. 將酒與鹽撒在鮭魚表面，靜置20分鐘後，以餐巾紙擦乾水分。
2. 將味噌塗在步驟①的鮭魚表面，再鋪上起司，送入預熱至200℃的烤箱烤15分鐘左右。

鯖魚與鮭魚的油脂，都含有能改善憂鬱症的「EPA」與「DHA」！

鯖魚這類青背魚或是鮭魚、鮪魚肚的脂肪都含有大量的「EPA」與「DHA」，而這類脂質能有效減少血脂與降低血壓。甚至最近有報告指出，這類脂質也能有效改善憂鬱症！由於具有整頓神經傳導物質的效果，所以許多人認為這類脂質能緩解憂鬱症。如果覺得自己很抑鬱，不妨多吃鯖魚或是鮭魚吧。

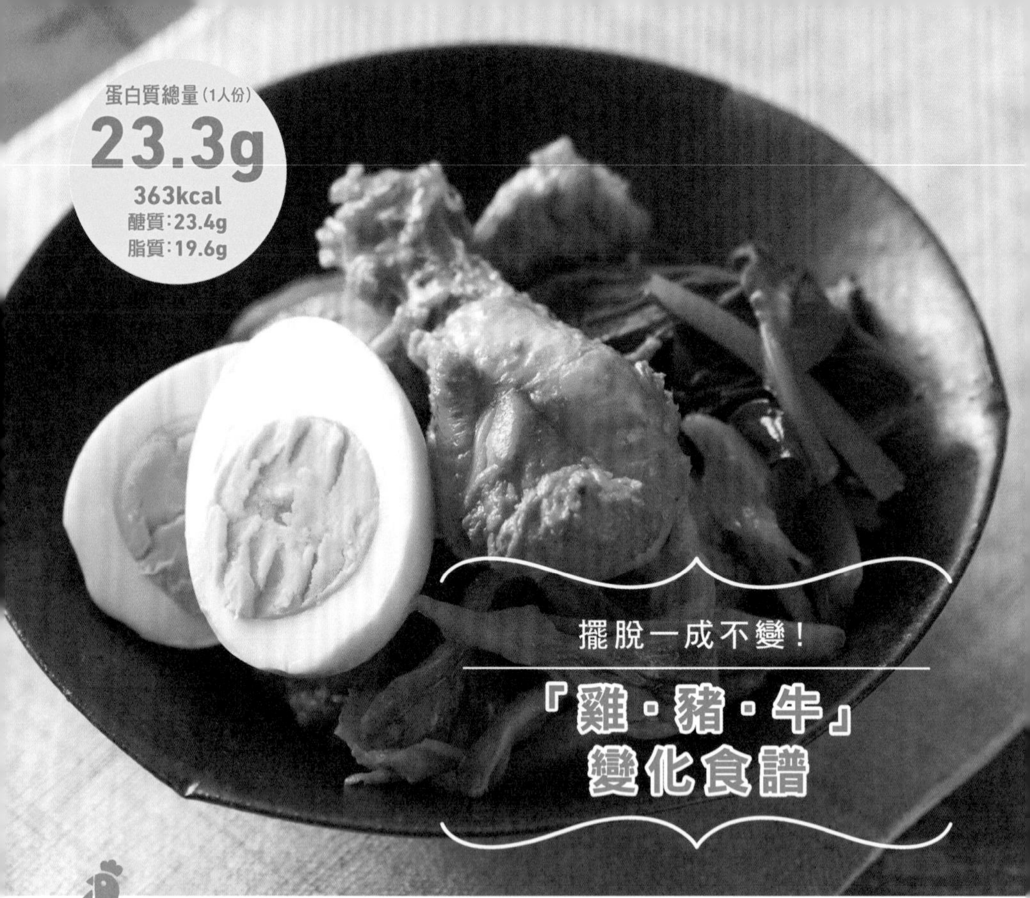

蛋白質總量（1人份）

23.3g

363kcal
醣質：23.4g
脂質：19.6g

擺脫一成不變！

「雞・豬・牛」變化食譜

雞

使用膠原蛋白滿滿的帶骨肉！

淡味雞翅膀

【材料】**2人份**

- □雞翅膀……4支
- □雞蛋……2顆
- □小松菜……1株
- □舞菇……1/2包
- Ⓐ 管裝蒜泥……1/2小匙
- Ⓐ 管裝薑泥……1/2小匙
- □油……1小匙

〈滷汁〉

- Ⓑ 水……150ml
- Ⓑ 醬油……2大匙
- Ⓑ 醋……2大匙
- Ⓑ 酒……1大匙
- Ⓑ 味醂……1大匙
- Ⓑ 砂糖……2小匙

【製作方法】

①雞翅膀洗乾淨之後，擦乾水氣，再於皮的部分劃出刀口，舞菇剝成方便入口的大小。小松菜切掉根部再煮熟，然後放在冷水裡降溫，再撈出來稍微瀝乾水分並切成4cm長。

②將水（非事先準備的分量）倒入小鍋子，再將雞蛋放入鍋中，以中火加熱8分鐘，直到水煮開之後，將雞蛋放入冷水降溫，再剝掉外殼。

③在鍋中熱油後，倒入食材Ⓐ爆香，再放入雞翅膀，煎到雞皮變色為止。

④雞翅膀的表面變色後，倒入食材Ⓑ，再倒入舞菇，以小火慢煮20分鐘左右。

⑤關火後放涼，等到要吃之前再重新加熱。可將雞翅膀、小松菜與雞蛋一併盛盤。

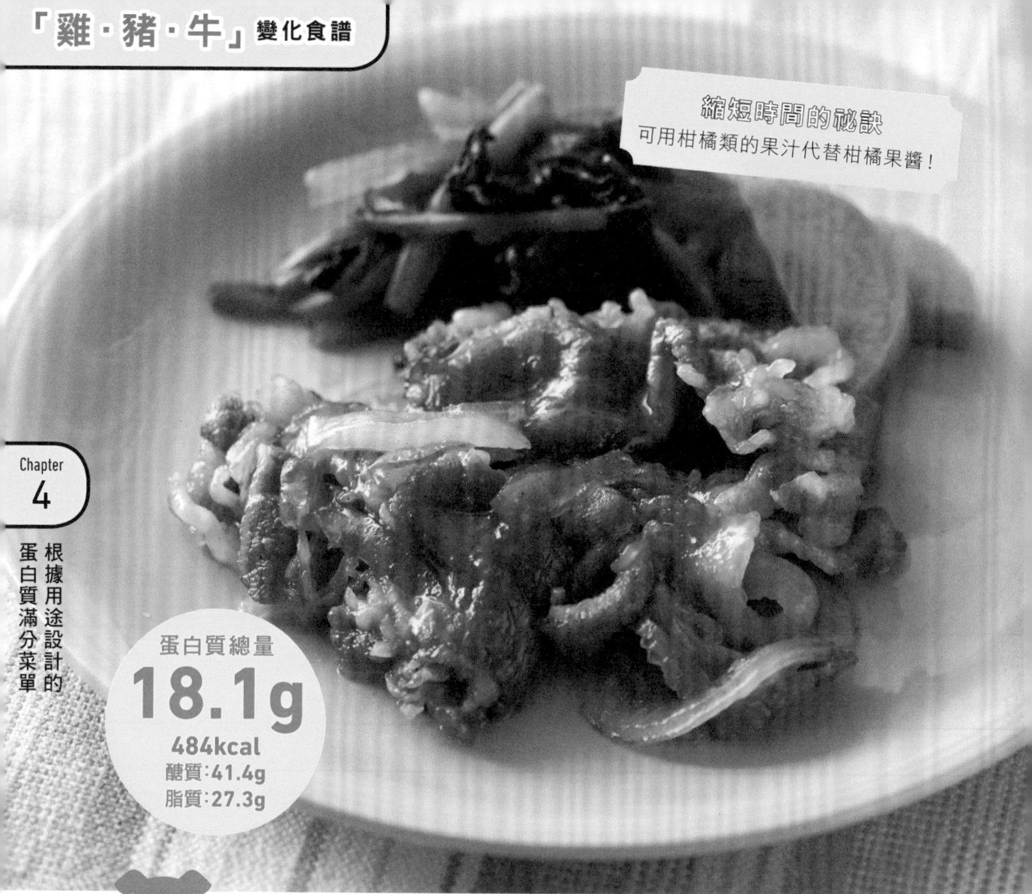

縮短時間的祕訣
可用柑橘類的果汁代替柑橘果醬！

蛋白質總量
18.1g
484kcal
醣質：41.4g
脂質：27.3g

豬

利用果醬調出截然不同的風味

柑橘醬豬肉

【材料】**1人份**

- □豬肉 …… 100g
- □洋蔥 …… 1/4小顆
- Ⓐ
  - 柑橘果醬 …… 1/4杯
  - 醬油 …… 1/2大匙
  - 酒 …… 1大匙
- □油 …… 2小匙
- □胡椒 …… 少許

【製作方法】

①將食材Ⓐ倒入大碗拌勻。

②將豬肉泡在步驟①的食材裡。

③將洋蔥切成薄片。

④以平底鍋熱油之後，將洋蔥炒到透明為止。

⑤將步驟②的豬肉連同滷汁一起倒入步驟④的鍋中，撒點胡椒再炒一炒即可。

牛

富含鐵質的牛肝最適合貧血的人

牛絞肉肝臟烤茄子

【材料】**1人份**

- □牛絞肉 …… 40g
- □牛肝 …… 35g
- □茄子 …… 1根
- 　鹽 …… 少許
- □洋蔥 …… 1/8顆
- □青椒 …… 1/2顆
- □管裝蒜泥 …… 1/2小匙
- □番茄罐頭（切塊） …… 40g
- □紅酒 …… 10g
- Ⓐ
  - 番茄醬 …… 2小匙
  - 醬油 …… 1小匙
- □鹽、胡椒 …… 少許
- □橄欖油 …… 1小匙
- □披薩用起司 …… 適量

【製作方法】

①牛肝可以先壓成泥或是切成小塊，再泡在紅酒裡面。

②茄子以斜刀切成薄片之後，撒點鹽，送入微波爐以600W加熱1分鐘。洋蔥與青椒先切成1cm丁狀備用。

③將橄欖油、大蒜倒入平底鍋爆香後，倒入洋蔥，炒到透明為止。

④倒入青椒炒熟後，再加入牛絞肉與步驟①的牛肝。

⑤將番茄罐頭的番茄倒入步驟④的鍋中煮熟後，倒入食材Ⓐ，再以鹽與胡椒調味。

⑥將步驟②的茄子鋪在焗烤盤的底部，再淋上步驟⑤的肉醬與鋪一些起司。送入預熱至250℃的烤箱，烤到起司變色為止。

利用抗氧化效果顯著的牛肉與番茄消除疲勞！

焗烤番茄牛肉

【材料】**1人份**

- □牛腿肉 …… 70g
- □洋蔥 …… 1/4中顆
- □蘆筍 …… 4根
- □奶油 …… 1小匙
- □番茄 …… 1/4顆
- □番茄醬 …… 1小匙
- □白葡萄酒 …… 2小匙
- □鹽、胡椒 …… 少許
- □披薩用起司 …… 適量
- Ⓐ
  - 白醬 …… 50g
  - 牛奶 …… 60ml

【製作方法】

①牛腿肉先切成一口大小，蘆筍以斜刀切成薄片。番茄切成1.5cm大小的丁狀，洋蔥切成薄片。

②將奶油放入平底鍋加熱後，倒入洋蔥、蘆筍，炒至變軟後，再加入牛肉。

③倒入白葡萄酒之後繼續拌炒，並加入番茄醬，再以鹽、胡椒調味。

④拌入食材Ⓐ，再將所有食材倒入焗烤盤。

⑤鋪上番茄丁與起司後，送入預熱至250℃的烤箱加熱10分鐘。

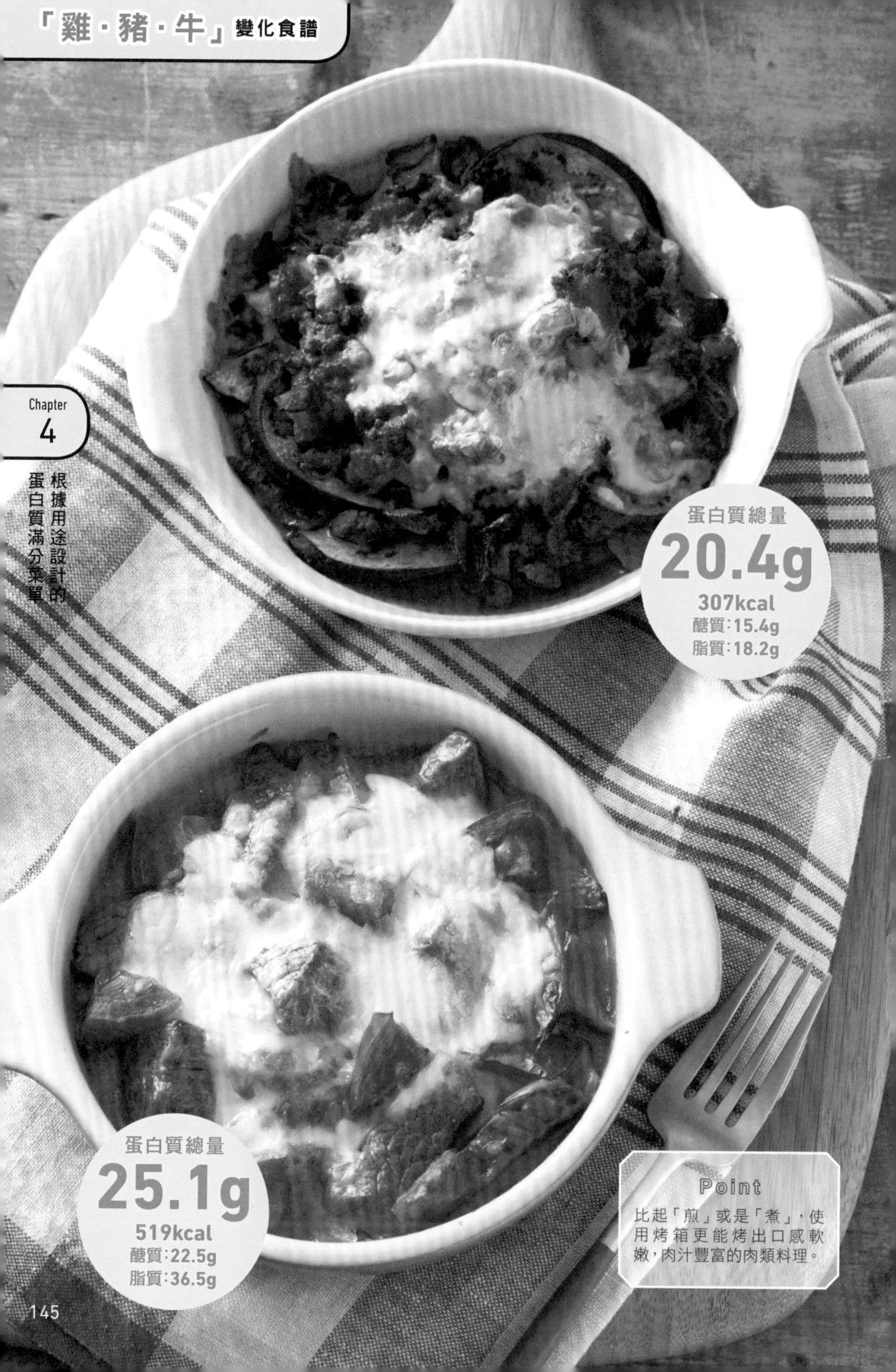

蛋白質總量
20.4g
307kcal
醣質:15.4g
脂質:18.2g

蛋白質總量
25.1g
519kcal
醣質:22.5g
脂質:36.5g

Point

比起「煎」或是「煮」，使用烤箱更能烤出口感軟嫩，肉汁豐富的肉類料理。

Column 6

其實高蛋白粉有很多種
各種高蛋白粉的特徵與應用方式

或許大家一聽到高蛋白粉，會覺得這是專為那些全身都是肌肉的人設計的產品，讓他們可以補充無法單靠飲食攝取的蛋白質。不過，如果你自己覺得不太舒服，沒什麼食欲，或是無法透過食物攝取足夠的蛋白質，又或者家裡的小孩很挑食，那麼能迅速補充蛋白質的高蛋白粉就是很方便的產品。高蛋白粉大致可分成3種，而且都有不同的特性，大家可視情況選用。

第1種是從牛奶萃取的「乳清蛋白」。這種高蛋白產品的熱量很低，又含有大量的BCAA（詳情請參考P52），所以很適合想要增加肌肉量的人使用。這種乳清蛋白能被身體快速吸收，因此可在重訓結束之後，立刻用來補充蛋白質。要注意的是，不太能吃乳製品的人，可能會因此覺得肚子怪怪的。

第2種是「酪蛋白」，是從牛奶去除乳清與乳脂肪之後的蛋白質。這種蛋白質不太會溶解，也有一定的黏性，被身體吸收的速度也比較慢。由於這種蛋白質比較占肚子的空間，也比較能幫助我們拒絕零食的誘惑，所以很適合正在減重的人使用。話說回來，「吸收的速度較慢」意味著「需要更多時間消化，比較容易對消化器官造成負擔」，所以腸胃比較弱的人要特別注意這點。

最後的「黃豆蛋白」則是從黃豆萃取的植物性蛋白質，而前面2種都是以牛奶為原料的蛋白質。黃豆蛋白與酪蛋白一樣，都需要更多的時間消化，所以能讓我們不容易覺得餓。也有用水稀釋就會變成粉狀，不容易飲用的產品，最近市面上也出現不少改良過的商品。

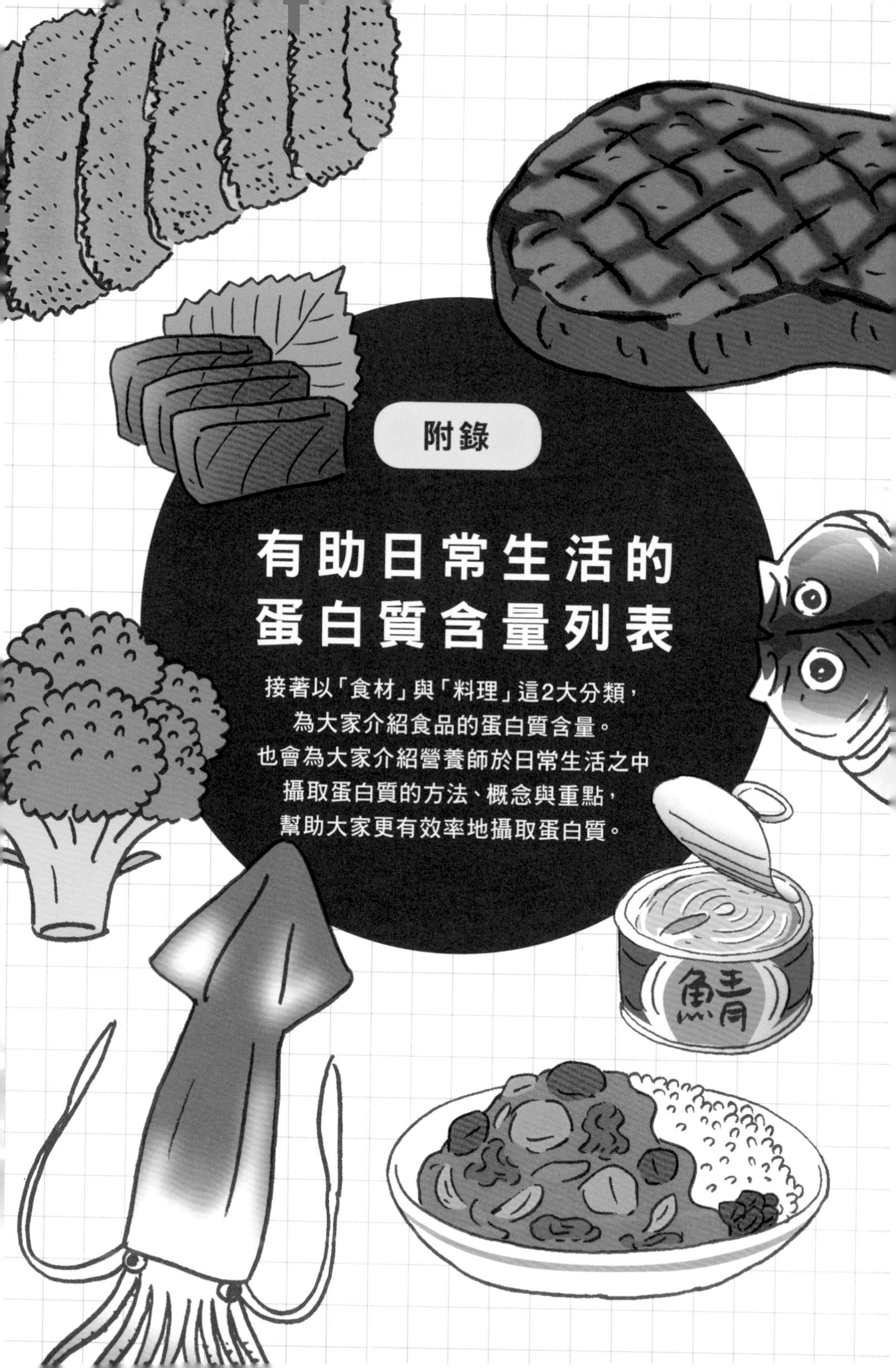

附錄

有助日常生活的蛋白質含量列表

接著以「食材」與「料理」這2大分類，
為大家介紹食品的蛋白質含量。
也會為大家介紹營養師於日常生活之中
攝取蛋白質的方法、概念與重點，
幫助大家更有效率地攝取蛋白質。

食材的蛋白質含量

介紹肉類、乳製品、
蔬菜這類食材的蛋白質含量！

AS …胺基酸分數

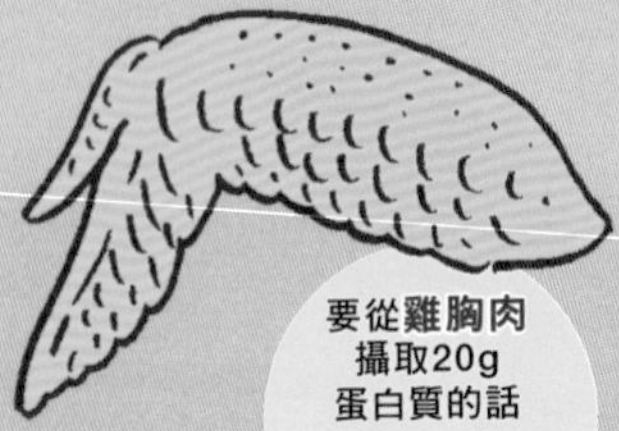

要從雞胸肉
攝取20g
蛋白質的話
約要**94g**

雞肉

在所有肉類之中，雞胸肉絕對是高蛋白低脂的肉類。也含有維生素A與維生素B群。

- 雞胸肉（80g）…… AS 100 **17.0g**
- 雞腿肉（80g）…… AS 100 **13.3g**
- 雞柳2條（80g）…… AS 100 **18.4g**
- 雞翅膀（淨重80g）…… AS 100 **13.9g**
- 雞絞肉（80g）…… AS 100 **14.0g**

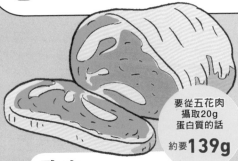

要從五花肉
攝取20g
蛋白質的話
約要**139g**

豬肉

除了蛋白質之外，也含有大量的維生素B群，能幫助我們消除疲勞。

- 胛心肉（80g）…… AS 100 **14.8g**
- 豬里肌（80g）…… AS 100 **13.7g**
- 豬五花（80g）…… AS 100 **11.5g**
- 豬絞肉（80g）…… AS 100 **14.2g**

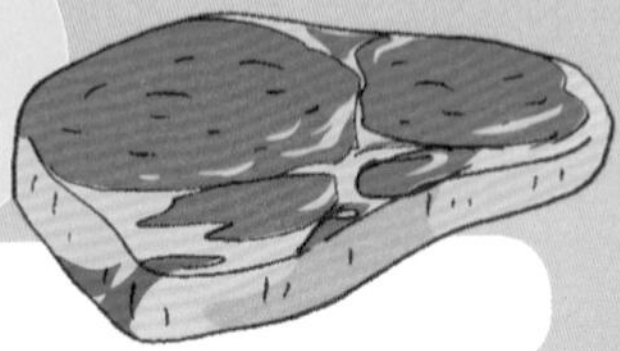

要從牛菲力
攝取20g
蛋白質的話
約要**97g**

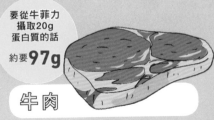

牛肉

除了蛋白質與維生素B群之外，也含有大量的鐵質。

- 牛菲力（80g）…… AS 100 **16.4g**
- 牛腿肉（80g）…… AS 100 **15.7g**
- 牛絞肉（80g）…… AS 100 **13.7g**
- 牛沙朗（80g）…… AS 100 **13.9g**
- 牛肩肉（80g）…… AS 100 **15.2g**

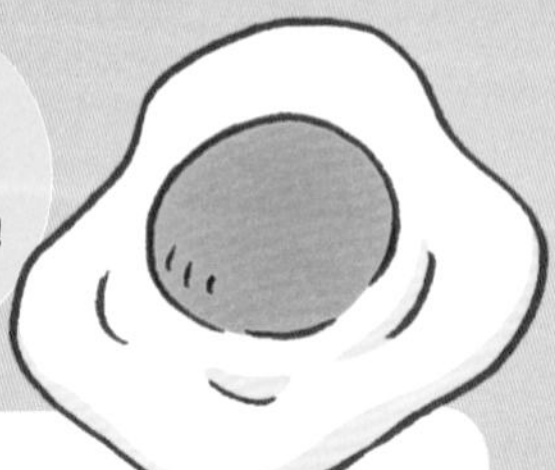

1顆雞蛋的
蛋白質居然
高達**6.8g**！

雞蛋

除了維生素C，幾乎囊括所有營養素的完全營養食品。

- 雞蛋1顆（淨重55g）…… AS 100 **6.8g**
- 鵪鶉蛋3顆（淨重30g）…… AS 100 **3.8g**

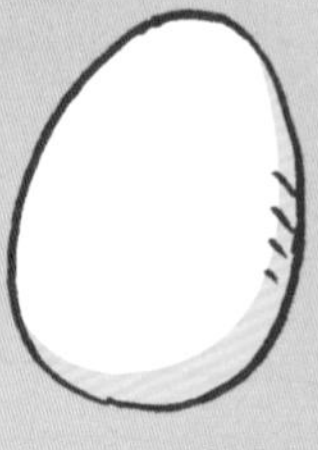

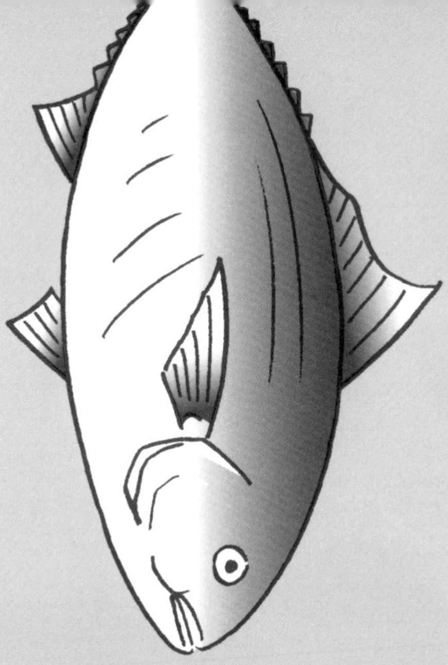

要從鮭魚攝取20g蛋白質的話
約要**89g**

魚

魚肉富含維持健康所需的不飽和肪酸。

鮭魚**1片**（80g）	AS 100	**17.8g**
秋刀魚**1尾**（淨重100g）	AS 100	**17.6g**
竹筴魚**1尾**（淨重80g）	AS 100	**15.8g**
鯖魚**1片**（80g）	AS 100	**16.5g**
沙丁魚**2尾**（淨重110g）	AS 100	**21.1g**
鱈魚**1片**（淨重80g）	AS 100	**14.1g**
鮪魚**1片**（淨重80g）	AS 100	**19.4g**
鯛魚**1片**（淨重80g）	AS 100	**16.7g**

貝類

貝類都是高蛋白低脂的食材，也富含鈣、鐵與其他礦物質。

蜆（大）**20顆**（淨重20g）	AS 100	**1.5g**
蛤蜊（中）**10顆**（淨重40g）	AS 100	**2.4g**
帆立貝**3顆**（淨重80g）	AS 100	**10.8g**
牡蠣**4顆**（淨重65g）	AS 100	**4.8g**

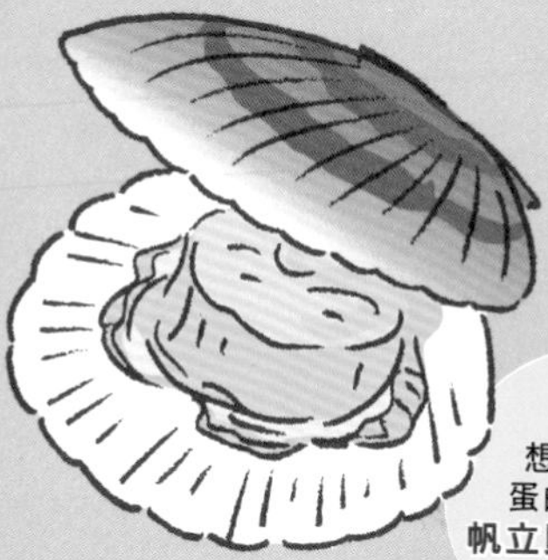

想要攝取蛋白質的話
帆立貝是最優的

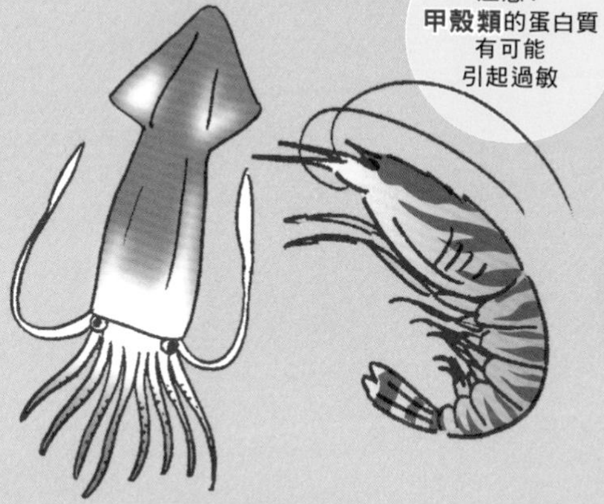

注意！
甲殼類的蛋白質有可能引起過敏

其他的海鮮

烏賊、章魚、螃蟹都是高蛋白低脂的理想食材。

烏賊（60g）	AS 100	**10.7g**
生鮮章魚**（水煮）1盤**（60g）	AS 100	**13.0g**
明蝦（50g）	AS 100	**10.8g**
松葉蟹（100g）	AS 100	**13.9g**

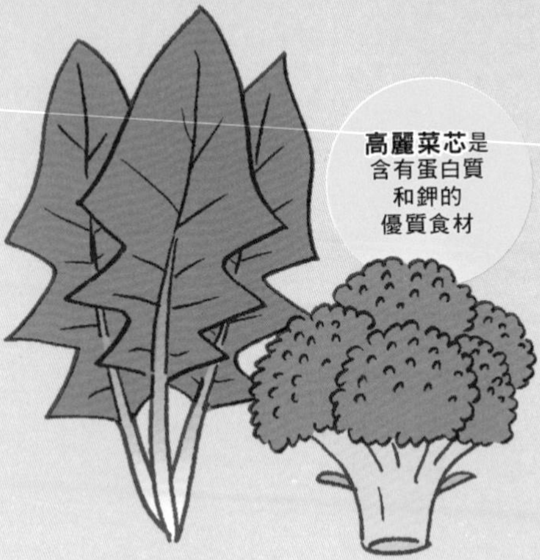
高麗菜芯是
含有蛋白質
和鉀的
優質食材

蔬菜・水果

雖然含量不高，但其實常見的蔬菜也含有少量的蛋白質。

- 菠菜1/3把（60g）……AS 100　1.3g
- 綠花椰菜1/4棵（60g）……AS 100　2.6g
- 高麗菜芯4顆（60g）……　3.4g
- 酪梨1/2顆（80g）……AS 100　2.0g
- 玉米1/2根（淨重70g）……AS 100　2.5g
- 毛豆（水煮）1盤（淨重40g）……AS 100　4.6g

根莖類蔬菜

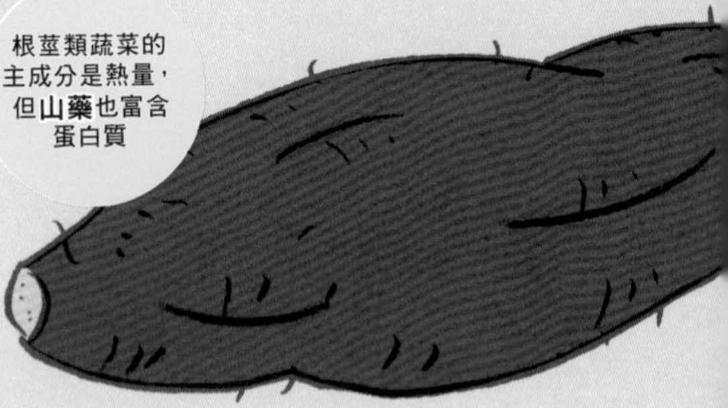
根莖類蔬菜的
主成分是熱量，
但**山藥**也富含
蛋白質

根莖類蔬菜的醣質雖然豐富，但也有許多膳食纖維，所以不會讓血糖值急速上升。

- 山藥1/4根（淨重100g）……AS 100　4.5g
- 馬鈴薯1顆（淨重120g）……　1.9g
- 芋頭2顆（淨重100g）……AS 100　1.5g
- 地瓜1/3顆（80g）……AS 100　0.7g

豆類・堅果類

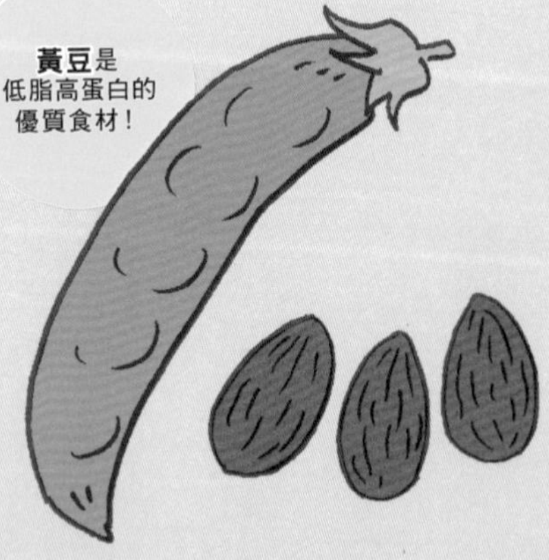
黃豆是
低脂高蛋白的
優質食材！

黃豆除了蛋白質之外，還含有許多脂質、維生素、礦物質與其他營養素。

- 黃豆（水煮罐頭）（40g）……AS 100　5.2g
- 杏仁（乾煎、調味）10粒……AS 78　1.9g
- 腰果（乾煎、調味）10粒（10g）……AS 100　2.0g
- 核桃（10g）……AS 71　1.5g
- 花生（10g）……AS 87　2.7g

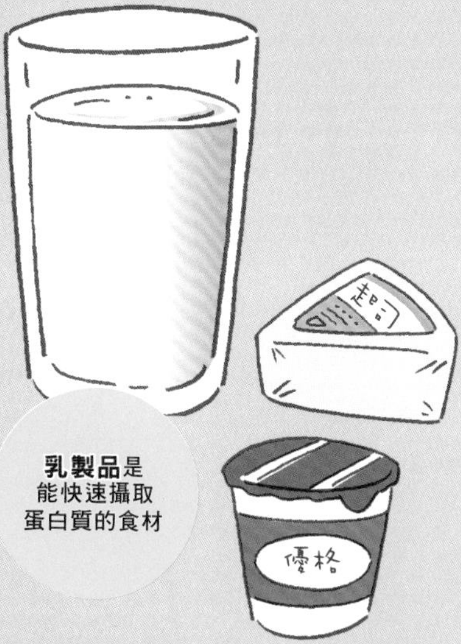

乳製品是
能快速攝取
蛋白質的食材

乳製品

類完全營養食品的牛奶除了含有3大營養素，也含有大量的維生素與礦物質。

- 牛奶（全脂）1杯（180g）…… AS 100 **5.9g**
- 牛奶（低脂）1杯（180g）…… AS 100 **6.8g**
- 優格2/3杯（130g）…… AS 100 **5.6g**
- 起司片（30g）…… AS 100 **8.2g**
- 加工起司2薄片（30g）…… AS 100 **6.8g**

木棉豆腐
1塊的
蛋白質含量
約**20g**

黃豆製品

豆腐是低脂高蛋白的食材，具有降低血壓、美肌等各種效果。

- 絹豆腐1/4塊（75g）…… AS 100 **3.7g**
- 木棉豆腐1/4塊（75g）…… AS 100 **5.0g**
- 納豆1盒（50g）…… AS 100 **8.3g**
- 油炸豆皮1/2塊（10g）…… AS 100 **2.3g**

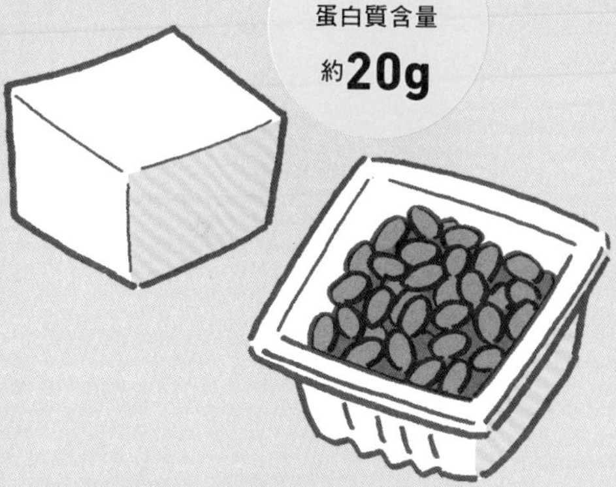

蒟蒻絲和
冬粉的
蛋白質含量
幾乎是零

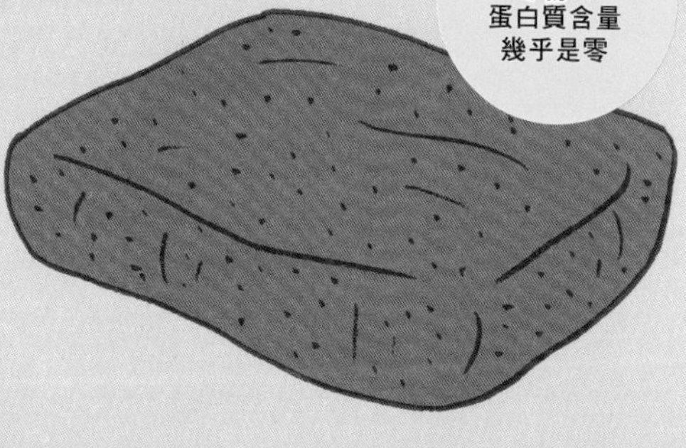

其他加工品

成分幾乎只有水分的蒟蒻是低卡路里的食材，所以非常適合減重的人吃。

- 蒟蒻絲（20g）…… **0.0g**
- 蒟蒻（100g）…… **0.1g**
- 豆皮（20g）…… **3.1g**
- 冬粉（5g）…… **0.0g**

經典料理的蛋白質含量

接著要介紹常吃的食材或
料理的蛋白質含量。

白米經過
精製之後，
蛋白質含量
會減少

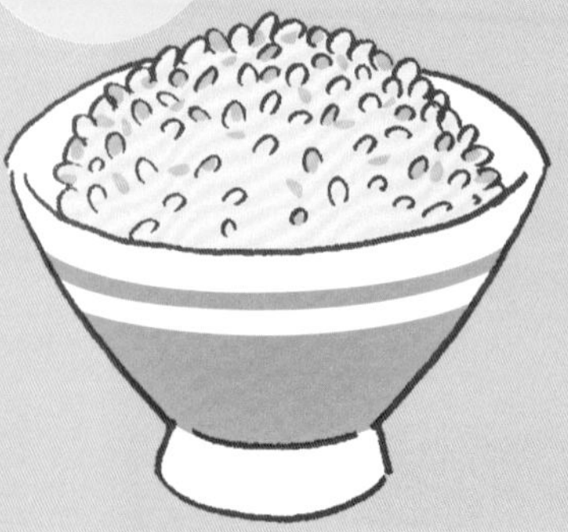

主食類（米類）

比起大部分是醣質且蛋白質含量較少的白米，糙米是更理想的食材。

- 白米1碗（150g）…………………… 3.8g
- 糙米1碗（150g）…………………… 4.2g
- 五穀米1碗（150g）……………… 4.6g
- 糯米1碗（50g）…………………… 2.0g

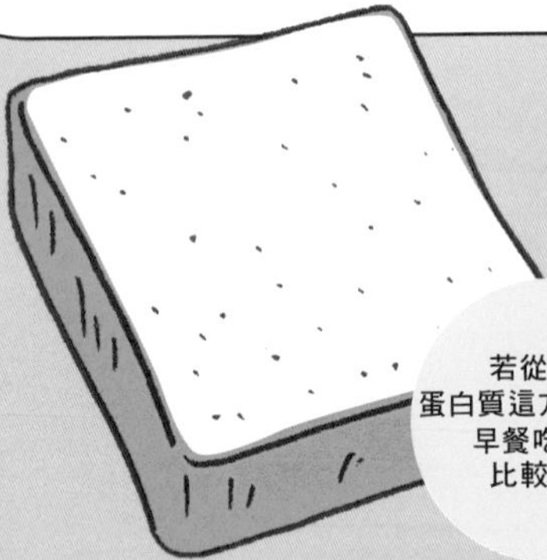

若從攝取
蛋白質這方面來看，
早餐吃麵包
比較理想

主食類（麵包類）

麵包的蛋白質含量比白飯更高，若是做成法式吐司，蛋白質含量約可增加至11g。

- 吐司麵包6片裝1片（60g）………… 5.6g
- 法國麵包1切片（60g）……………… 5.6g
- 可頌1個（30g）…………………… 2.4g

湯品

蛋白質含量的高低由湯料決定。用餐時，先從熱湯開始喝，就不容易囤積脂肪。

- 味噌湯（豆芽菜、油炸豆皮）1人份… 4.1g
- 豬肉味噌湯1人份 ………………… 6.5g
- 高麗菜捲（法式高湯風味）
  1人份（2個）…………………… 15.3g
- 燉菜1人份（雞肉、馬鈴薯）
  ……………………………………… 22.1g

有湯的話，
就能吃得飽飽的。
這是減重的
基礎知識！

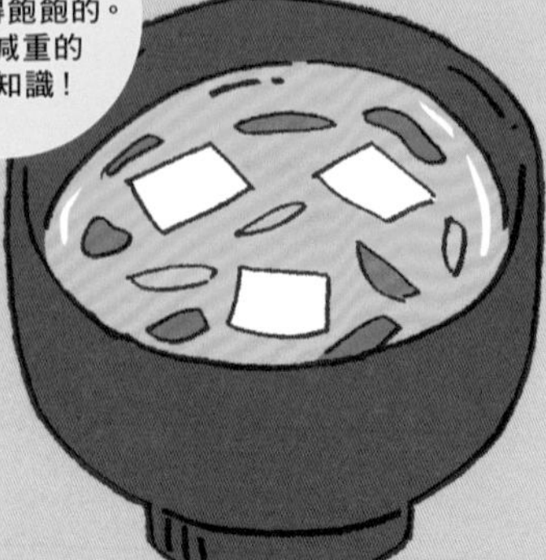

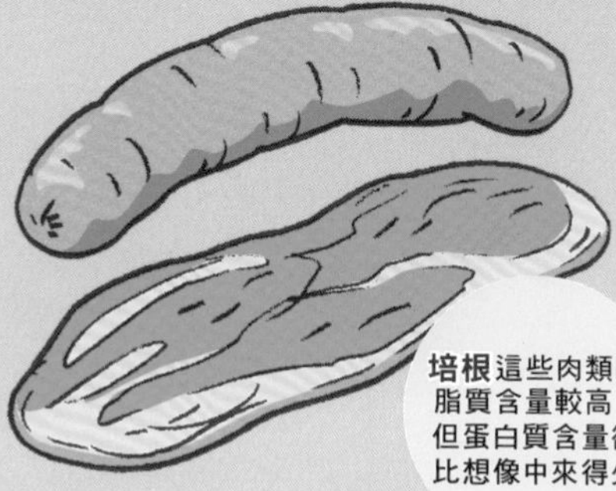
培根這些肉類的
脂質含量較高，
但蛋白質含量卻
比想像中來得少

肉類配菜

蛋白質含量雖然豐富，但要避免攝取過多脂質，最好選擇瘦肉。

- 培根1片（20g） …… **2.6g**
- 小香腸1個（20g） …… **2.6g**
- 火腿1片（20g） …… **3.3g**
- 馬鈴薯燉肉1人份 …… **9.0g**
- 青椒鑲肉2個 …… **12.3g**

肉類料理

這類料理的蛋白質與脂質的含量都很高，所以要多花工夫處理肥油的部分。

- 牛排（120g） …… **26.4g**
- 雞排（120g） …… **19.9g**
- 薑燒豬肉（90g） …… **17.9g**
- 漢堡排（100g） …… **13.7g**

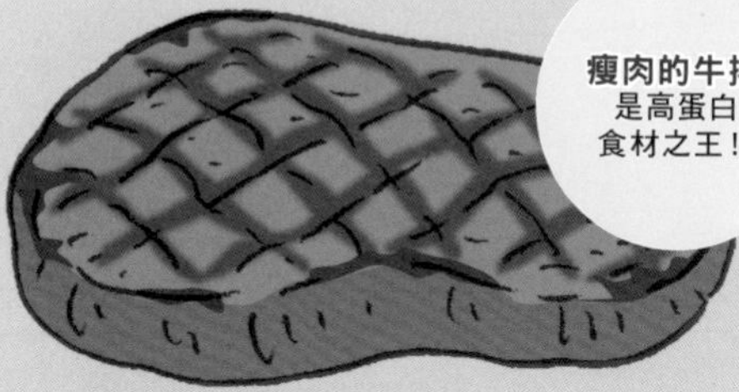

海鮮配菜

海鮮與肉類都是富含蛋白質的食材。要注意的是，不要因此過度攝取鹽分！

- 竹筴魚剖片1片 …… **14.8g**
- 鹽烤鮭魚1片 …… **13.4g**
- 鹽烤秋刀魚1尾 …… **16.7g**
- 鋁箔紙烤鮭魚（洋蔥、香菇）1片 …… **18.5g**
- 辣明太子1/2個（25g） …… **5.3g**
- 吻仔魚乾2大匙（10g） …… **2.3g**

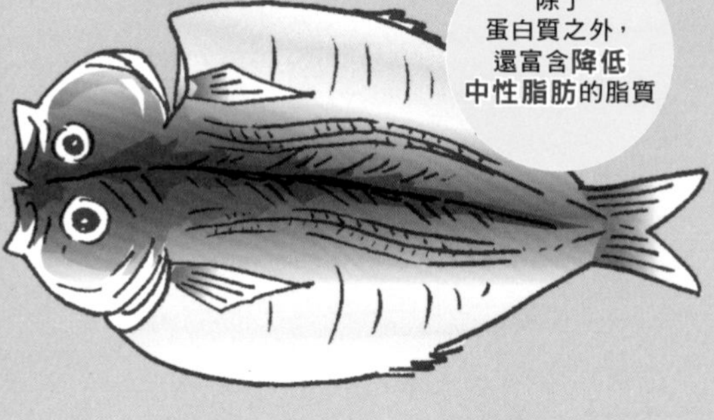

豆類配菜

豆腐料理含有大量的蛋白質，非常適合需要看護或療養的人。

- 涼拌豆腐1人份 …… **7.5g**
- 油豆腐1人份 …… **8.0g**
- 麻婆豆腐1人份 …… **17.7g**

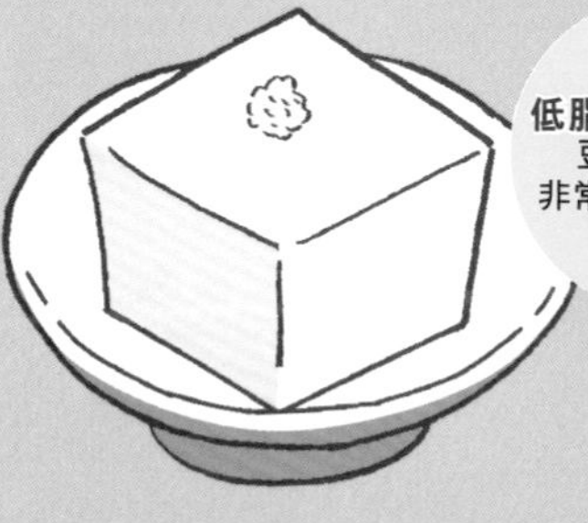
低脂高蛋白質的
豆類料理是
非常優質的配菜

蔬菜配菜

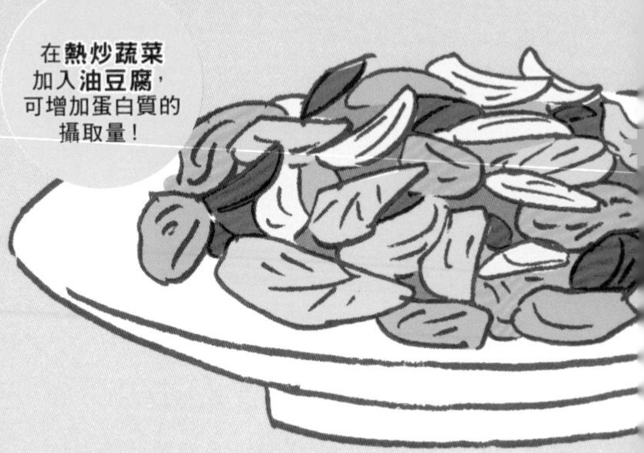
在熱炒蔬菜
加入油豆腐，
可增加蛋白質的
攝取量！

由於蔬菜料理的蛋白質含量不高，因此可利用其他的料理或高蛋白粉補充。

- 熱炒蔬菜（高麗菜、洋蔥、豬肉等）1人份 …… **5.4g**
- 蔬菜沙拉（玉米沙拉）1人份 …… **1.9g**
- 涼拌菠菜1人份 …… **2.0g**
- 醋漬小黃瓜海帶芽1人份 …… **1.4g**
- 米糠漬物（蘿蔔）1小盤（20g） …… **0.3g**

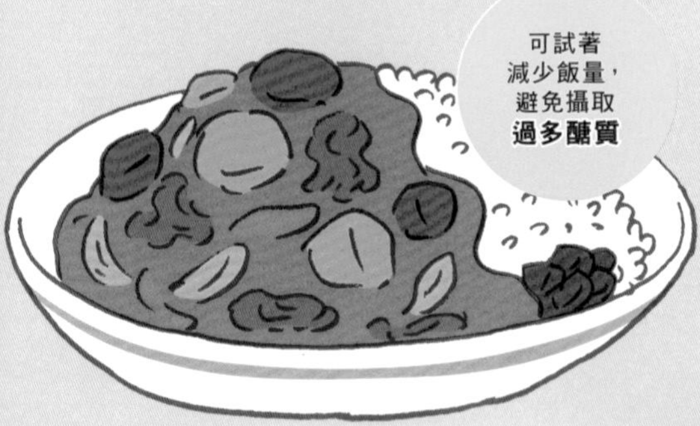
可試著
減少飯量，
避免攝取
過多醣質

飯類料理

要注意的是，誰都愛吃的咖哩飯是一不小心就會攝取過多醣質的料理。

- 咖哩飯（白飯、豬肉）1人份 …… **16.9g**
- 什錦飯1人份（雞肉、胡蘿蔔、牛蒡） …… **12.5g**
- 鮭魚茶泡飯1人份 …… **4.9g**
- 紅豆飯1碗（150g） …… **6.5g**

丼飯

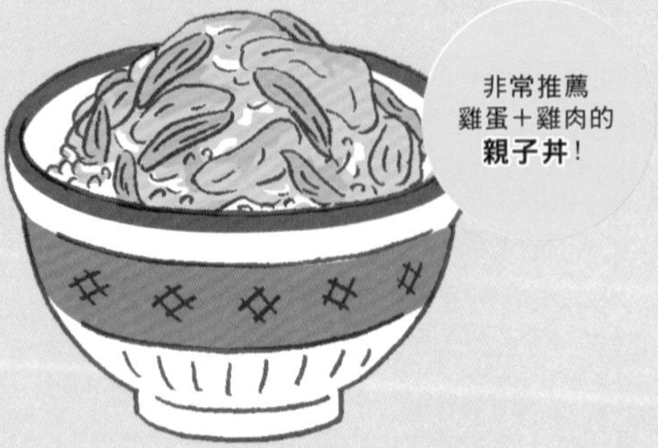
非常推薦
雞蛋＋雞肉的
親子丼！

肉類的蛋白質雖然豐富，但白飯的醣質也需要多注意。

- 牛丼1人份 …… **19.5g**
- 親子丼1人份 …… **37.1g**
- 天丼1人份 …… **21.8g**
- 豬排丼1人份 …… **32.4g**

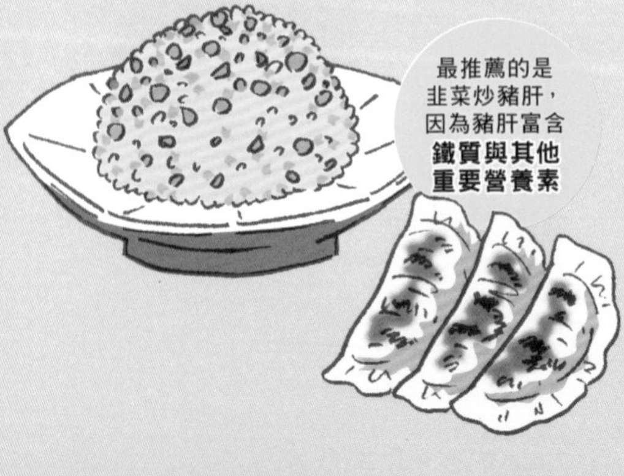
最推薦的是
韭菜炒豬肝，
因為豬肝富含
鐵質與其他
重要營養素

中華料理

中華料理通常比較油，卡路里也比較高。

- 煎餃6個（120g） …… **8.5g**
- 炒飯1人份（250g） …… **13.3g**
- 韭菜炒豬肝1人份 …… **15.7g**

罐頭

魚罐頭除了有大量的蛋白質，而且連骨頭都能吃，所以也能補充鈣質。

- 水煮鯖魚罐頭1/2罐（固態70g）… **14.6g**
- 鮪魚罐頭1/2罐（包含湯汁70g）… **12.4g**
- 烤雞肉罐頭1罐（固態60g）……… **11.0g**
- 螃蟹罐頭1/2罐（60g）……………… **12.4g**

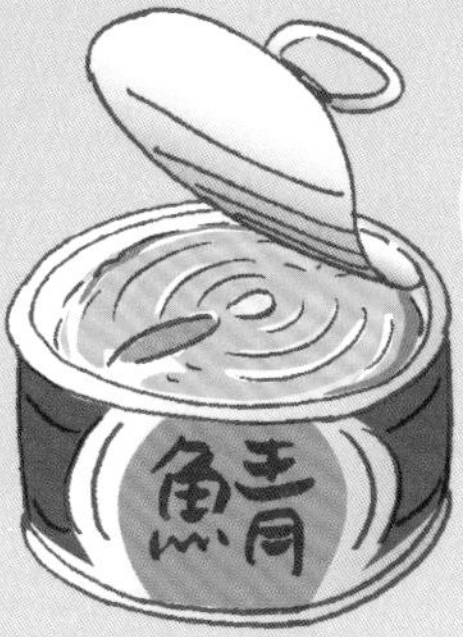
鯖
鯖魚罐頭是不用烹煮就能吃的高蛋白質食材

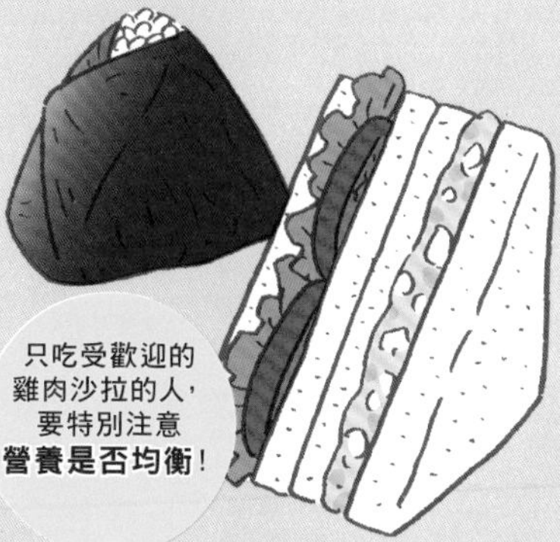
只吃受歡迎的雞肉沙拉的人，要特別注意**營養是否均衡**！

超商食品

若是為了攝取足夠的蛋白質，最好選擇蛋沙拉三明治。

- 御飯糰（昆布）1個 ……………………… **3.7g**
- 御飯糰（梅乾）1個 ……………………… **3.2g**
- 三明治（雞蛋）吐司麵包1片量……… **4.7g**
- 焗烤類食品1人份 ……………………… **17.4g**
- 焗烤飯1人份……………………………… **13.8g**
- 雞肉沙拉（100g）……………………… **23.7g**

速食

卡路里通常太高，所以不要連續好幾天都吃速食。

- 漢堡1個 ………………………………… **13.7g**
- 薯條1包（80g）………………………… **2.9g**
- 炸雞1人份（90g）……………………… **14.3g**
- 雞塊1塊（20g）………………………… **3.1g**

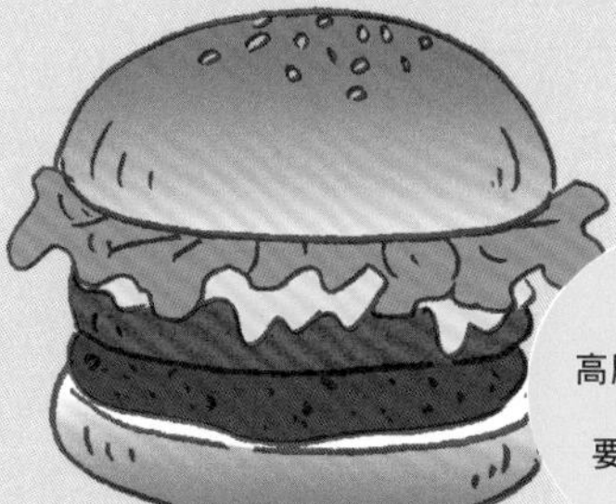
薯條是高脂低蛋白的食物，要儘量少吃

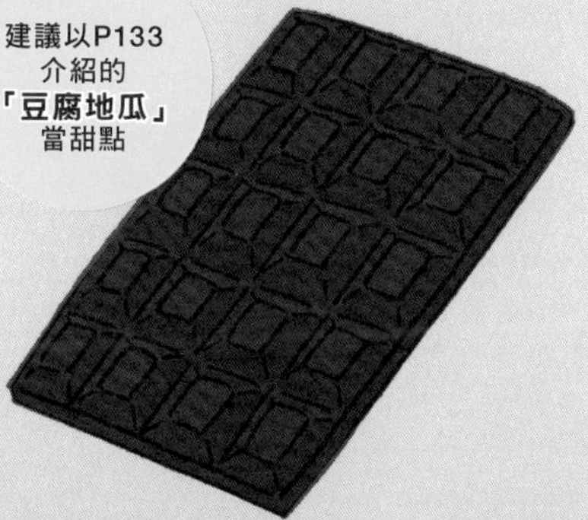
建議以P133介紹的**「豆腐地瓜」**當甜點

甜點

甜點通常醣質較高，蛋白質含量較少。如果很想吃的話，不妨改吃高蛋白點心。

- 巧克力片1/2片（25g）……………… **1.7g**
- 餅乾3片（25g）………………………… **1.4g**
- 洋芋片1/2包（30g）………………… **1.4g**
- 仙貝2片（30g）………………………… **2.3g**
- 羊羹1塊（50g）………………………… **1.8g**

麵類（蕎麥麵、烏龍麵）

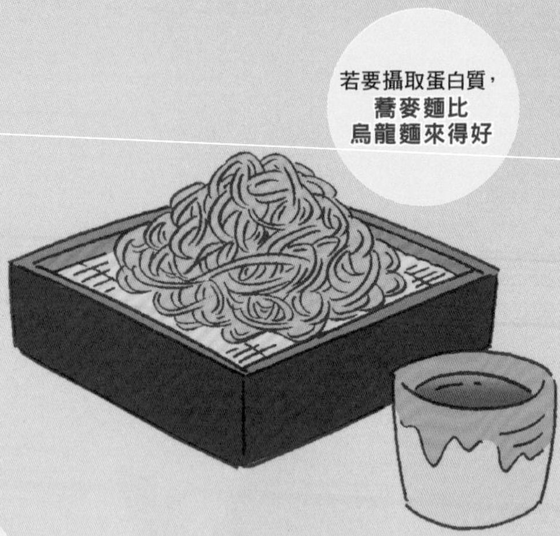
若要攝取蛋白質，
蕎麥麵比
烏龍麵來得好

其實蕎麥麵含有豐富的蛋白質，是非常推薦的食材。

- 清湯蕎麥麵**1碗**（麵180g） ………… **11.6g**
- 蕎麥冷麵**1碗**（麵180g） …………… **10.9g**
- 鴨南蠻蕎麥麵**1碗**（麵180g） ……… **25.4g**
- 清湯烏龍麵**1碗**（麵250g） ………… **7.2g**
- 月見烏龍麵**1碗**（麵250g） ………… **14.0g**

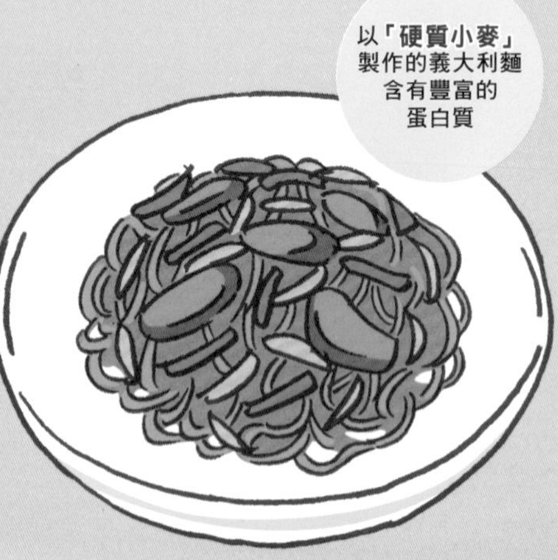
以「硬質小麥」
製作的義大利麵
含有豐富的
蛋白質

麵類（義大利麵）

除了蛋白質之外，也富含醣質。肉醬也含有肉類。

- 肉醬義大利麵**1人份**（麵180g） …………………………………………… **23.8g**
- 拿坡里義大利麵**1人份**（麵180g） …………………………………………… **17.7g**
- 香蒜辣椒義大利麵**1人份**（麵180g） ………………………………… **15.3g**

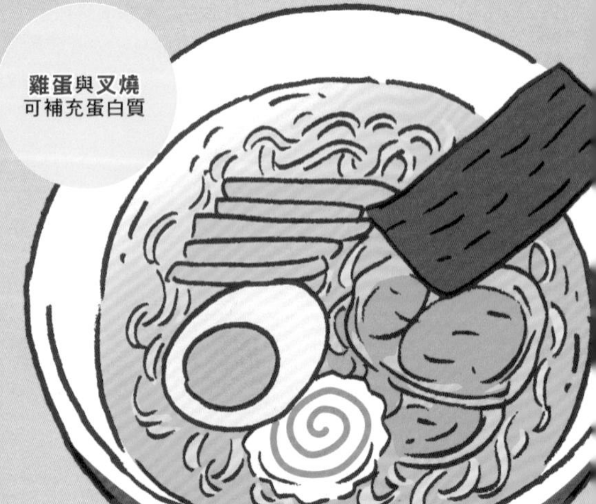
雞蛋與叉燒
可補充蛋白質

麵類（拉麵）

脂質、醣質、鹽分含量較高的拉麵當然會讓人變胖。

- 醬油拉麵**1碗**（麵200g） ………… **13.8g**
- 豚骨拉麵**1碗**（麵200g） ………… **16.1g**
- 味噌拉麵**1碗**（麵200g） ………… **22.9g**
- 鹽味拉麵**1碗**（麵200g） ………… **13.3g**

和食

生魚片是高蛋白低脂的料理。蒲燒鰻魚或炸蝦的脂質含量很高，要特別注意。

- ■炸蝦天婦羅**1尾**（20g） …… **4.0g**
- ■鮪魚生魚片**6片**（80g） …… **17.3g**
- ■鯛魚生魚片**6片**（80g） …… **17.0g**
- ■烏賊素麵**1盤**（60g） …… **11.2g**
- ■蒲燒鰻魚**半片**（120g） …… **27.6g**

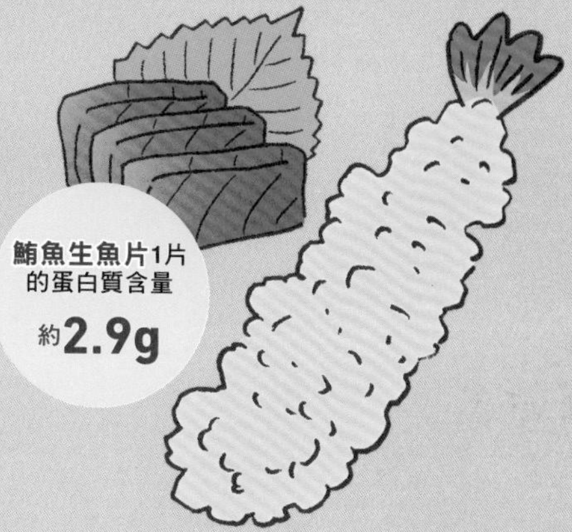
鮪魚生魚片1片
的蛋白質含量
約2.9g

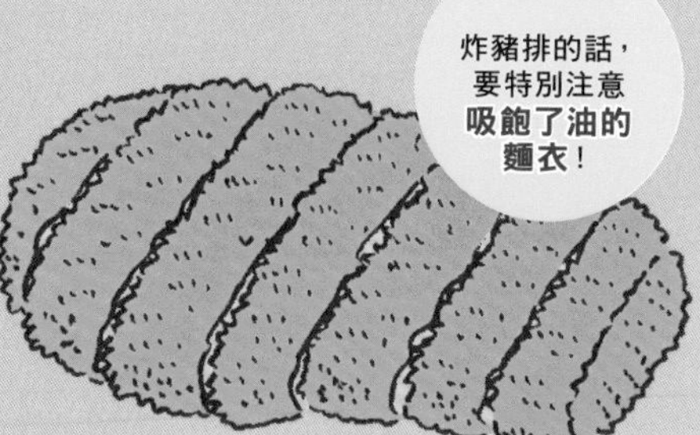
炸豬排的話，
要特別注意
吸飽了油的
麵衣！

油炸食品

蛋白質含量雖然豐富，但脂質含量也很高，千萬不要吃太多。

- ■炸牡蠣**2顆**（40g） …… **3.0g**
- ■炸竹筴魚**1片**（80g） …… **16.1g**
- ■炸豬排**1片**（120g） …… **26.4g**
- ■炸雞**4個**（80g） …… **19.4g**

燒肉

以攝取蛋白質而言，脂質較少的里肌肉或是橫隔膜會比肋排來得更好。

- ■肋排（80g） …… **11.5g**
- ■里肌肉（80g） …… **16.1g**
- ■橫隔膜（80g） …… **11.9g**
- ■小羊排（80g） …… **12.5g**
- ■肝臟（80g） …… **16.3g**
- ■心臟（80g） …… **13.0g**

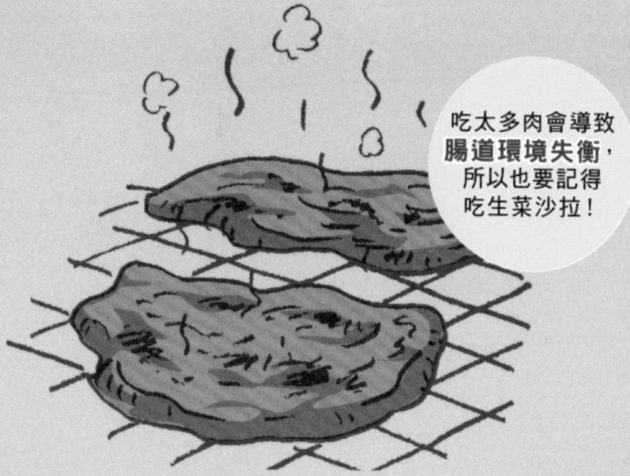
吃太多肉會導致
腸道環境失衡，
所以也要記得
吃生菜沙拉！

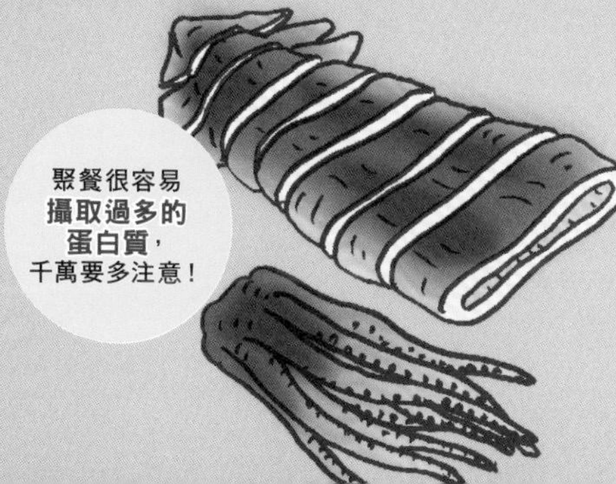

下酒菜

烤烏賊或是生馬肉都含有大量的蛋白質，所以除了當成下酒菜，也很適合當成一般的配菜吃。

- ■烤烏賊**1盤**（60g） …… **14.2g**
- ■串燒（雞胸肉）**2根**（80g） …… **17.5g**
- ■生馬肉（80g） …… **16.1g**

Conclusion 結語

平日就要多攝取蛋白質

不知道大家是否已經知道負責各項人體機能的蛋白質的魅力了呢？

我平常都在女子營養大學的「營養生理學研究室」這個研討會進行運動營養學的研究，以及為運動選手規劃營養攝取計畫。我會徹底檢查選手的身體，再根據檢查結果規劃選手的飲食以及用餐的時間點。構成人體的飲食與練習一樣重要。

蛋白質在各種營養素之中是非常重要的一種，即使是從事運動的人，在沒有營養師的指導下，也有可能攝取不足，所以蛋白質攝取不足的一般人遠比想像中來得多。尤其食量較小的老人家或是正在減重的年輕女性，蛋白質的攝取量通常不足，這個問題也往往會直接反映在健康狀態上。建議大家根據本書最後的列表，確認自己的蛋白質攝取量是否足夠。

本書的內文也曾提到，透過飲食攝取蛋白質的時候，必須從不同的食材攝取，才能均衡地攝取各種營養素。如果能多吃瘦肉、白肉魚這類低脂的食材，健康就不至於亮紅燈才對。在攝取蛋白質的時候，也務必記住這個原則。

如果大家在讀完本書之後，能進一步了解蛋白質的有趣之處，也對蛋白質產生興趣的話，那將是筆者的無上榮幸。

女子營養大學　上西一弘

增肌減脂X穩定內分泌，
蛋白質飲食全攻略

預防肌少症，對抗衰老、焦慮，照護全家身心的必備指南

監修協助 今井菜美（女子營養大學）
齋藤糧三（醫師／日本機能性醫學研究所所長）
溝口徹（醫師／新宿溝口診所院長）
採訪協助 浅香詩歩、太田志帆

編輯 田山康一郎、千葉康博（株式会社 KWC）
攝影 原田真理
內頁設計 谷関笑子（TYPEFACE）
插圖 中村知史
料理提供 新田亜素美（アミゴト株式会社）

監修上西一弘
譯者許郁文
主編唐德容
責任編輯丁奕岑
封面設計 Zoey Yang
內頁美術設計林意玲

執行長何飛鵬
PCH集團生活旅遊事業總經理暨社長李淑霞
總編輯汪雨菁
行銷企畫經理呂妙君
行銷企劃專員許立心

出版公司
墨刻出版股份有限公司
地址：台北市104民生東路二段141號9樓
電話：886-2-2500-7008／傳真：886-2-2500-7796
E-mail：mook_service@hmg.com.tw
發行公司
英屬蓋曼群島商家庭傳媒股份有限公司城邦分公司
城邦讀書花園：www.cite.com.tw
劃撥：19863813／戶名：書虫股份有限公司
香港發行城邦（香港）出版集團有限公司
地址：香港灣仔駱克道193號東超商業中心1樓
電話：852-2508-6231／傳真：852-2578-9337
城邦（馬新）出版集團 Cite (M) Sdn Bhd
地址：41, Jalan Radin Anum, Bandar Baru Sri Petaling,
57000 Kuala Lumpur, Malaysia.
電話：(603)90563833／傳真：(603)90576622／E-mail：services@cite.my
製版・印刷漾格科技股份有限公司
ISBN978-986-289-750-8・978-986-289-751-5（EPUB）
城邦書號KJ2071 **初版**2023年8月 **定價**400元
MOOK官網www.mook.com.tw
Facebook粉絲團
MOOK墨刻出版 www.facebook.com/travelmook

Supervised by Kazuhiro UENISHI
Illustrations by Satoshi NAKAMURA
Photographs by Mari HARADA
First published in Japan in 2019 by IKEDA Publishing Co.,Ltd.
Traditional Chinese translation rights arranged with PHP Institute, Inc.
through Keio Cultural Enterprise Co., Ltd.
This Complex Chinese edition is published by Mook Publications Co., Ltd.

國家圖書館出版品預行編目資料

增肌減脂X穩定內分泌,蛋白質飲食全攻略：預防肌少症,對抗衰老、焦慮,照護全家身心的必備指南/上西一弘作；許郁文譯. -- 初版. -- 臺北市：墨刻出版股份有限公司出版：英屬蓋曼群島商家庭傳媒股份有限公司城邦分公司發行, 2022.09
160面；14.8×21公分. -- (SASUGAS ;71)
譯自：新しいタンパク質の教科書　健康な心と体をつくる栄養の基本
ISBN 978-986-289-750-8(平裝)
1.CST: 健康飲食 2.CST: 蛋白質 3.CST: 健康法
411.3　　111013482